W0262118

ABHANDLUNGEN
AUS DEM GESAMTGEBIET DER MEDIZIN

ERSCHIENEN SIND:

Professor Dr. Leopold Arzt:	*Frühdiagnose und Frühtherapie der Syphilis.*
Dozent Dr. Rudolf Fleckseder:	*Herz- und Gefäßmittel, Diuretica und Specifica.*
Dozent Dr. Edmund Nobel:	*Die Ernährung gesunder und kranker Kinder auf Grundlage des Pirquetschen Ernährungssystems.*
Professor Dr. Hans Rubritius:	*Die klinische Bedeutung der Hämaturie.*

IN VORBEREITUNG:

Professor Dr. Arthur Biedl:	*Moderne Stoffwechseluntersuchungen und ihre Ergebnisse.*
Professor Dr. Viktor Blum:	*Die Tuberkulose der Harn- und Geschlechtsorgane.*
Dozent Dr. Bruno Busson:	*Über Vaccine- und Serumtherapie und die unspezifische Behandlung mit Eiweißkörpern.*
Professor Dr. Hans Eppinger:	*Über Nierensklerose.*
Hofrat Prof. Dr. Ernst Finger:	*Die Geschlechtskrankheiten als Staatsgefahr und die Methoden zu ihrer Bekämpfung.*
Dr. Alois Glingar:	*Die Endoskopie der männlichen Harnröhre.*
Professor Dr. Guido Holzknecht:	*Wandlungen in der Röntgentherapie.*
Professor Dr. Nikolaus Jagić und Dr. Josef Hickl:	*Die diagnostische Verwertung morphologischer Blutbefunde.*
Professor Dr. Walter Kolmer:	*Physiologie des Hodens.*
Hofrat Professor Dr. Jakob Pál:	*Krampfzustände der Hohlorgane.*
Dozent Dr. Paul Saxl:	*Über die oligodynamische Wirkung der Metalle und Metallsalze.*
Professor Dr. Gustav Singer:	*Funktionelle Darmerkrankungen.*
Professor Dr. Hans Spitzy:	*Die operative und mechanische Behandlung der Lähmungen.*
Professor Dr. Karl Sternberg:	*Der heutige Stand der Geschwulstlehre.*
Hofrat Prof. Dr. Julius Wagner-Jauregg und Prof. Dr. Emil Mattauschek:	*Moderne Therapie der Geisteskrankheiten.*

DIE FUNKTIONELLE ALBUMINURIE und NEPHRITIS IM KINDESALTER

VON

PROFESSOR DR. LUDWIG JEHLE
VORSTAND DER KINDERABTEILUNG DER WIENER ALLGEMEINEN POLIKLINIK

1923

RIKOLA VERLAG
WIEN LEIPZIG MÜNCHEN

ISBN-13: 978-3-7091-5802-9   e-ISBN-13: 978-3-7091-5811-1
DOI: 10. 1007/978-3-7091-5811-1

INHALTSVERZEICHNIS

EINLEITUNG

Jeder Arzt, der häufiger Gelegenheit hat, sich am Krankenbette mit der Frage der Albuminurie zu beschäftigen, erkennt alsbald die mannigfaltigen Schwierigkeiten, welche sich bei der Lösung verschiedener pathologisch-anatomischer und klinischer Fragen ergeben. Diese Schwierigkeiten finden durch mehrere Ursachen ihre Begründung.

In erster Linie sind es die zum Teil verschiedenartigen Benennungen und Gruppierungen innerhalb dieser Krankheitsgruppe, sowie die Divergenz, welche zwischen der Klinik und der pathologischen Anatomie derzeit noch bestehen und die Aufstellung eines einheitlichen Krankheitsbildes wesentlich erschweren. Dieses Dunkel, welches trotz der eingehenden Studien über das Wesen der Nierenerkrankungen bisher noch herrscht, nimmt aber um so mehr wunder, wenn man bedenkt, daß die Niere das einzige innere Organ des menschlichen Körpers ist, deren normales oder durch eine Erkrankung verändertes Organsekret, welches das Produkt der gesunden oder krankhaften Organfunktion darstellt, dem Arzt und Forscher zum Zweck einer eingehenden Untersuchung jederzeit zur Verfügung steht. Der zweite Punkt, welcher die Schwierigkeiten bei der Beurteilung des Einzelfalles begründet, sind jene noch ungeklärten, die Klinik und Pathologie vieler Nierenerkrankungen beherrschenden Symptomenkomplexe, welche durch die renale Erkrankung allein nicht erklärt werden können und deswegen mit dem Namen der extrarenalen Faktoren bezeichnet werden. Die extrarenalen Faktoren sind in ihrem Wesen sehr verschiedenartig, sie beeinflussen sehr wesentlich das klinische Bild sowie den Verlauf vieler Nierenkrankheiten und müssen deswegen im Einzelfalle ihrer Bedeutung entsprechend in Betracht gezogen werden. Bei den Albuminurien sind sie jene vasomotorischen, neuropathischen und mechanischen Momente, welche die Albuminurie zum Teil hervorrufen, zum Teil wesentlich beeinflussen; bei den Nierenerkrankungen sind sie in erster Linie jene Symptomenkomplexe von seiten des Herzens und Gefäßsystems, welche unter dem Bilde der Herzhypertrophie und der

Blutdrucksteigerung auftreten, sowie endlich die Insuffizienzerscheinungen des Herzens, welche unter Umständen im klinischen Bilde mancher Nierenerkrankungen dominieren können. Als ein wichtiger extrarenaler Faktor ist endlich jene Gewebsschädigung im Gesamtorganismus zu betrachten, welche nicht selten gemeinsam mit vielen Nierenerkrankungen auftritt. In diese Gruppe gehören in erster Linie die Ödembereitschaft sowie das Ödem des Nephritikers und manche daraus sich ergebenden Störungen in der Funktion der erkrankten Niere. Der dritte Punkt, welcher gleichfalls viele Schwierigkeiten in der Praxis begründet, ist die im Charakter vieler Nierenkrankheiten gelegene und bisher noch unerforschte Neigung derselben zu einem chronischen und progressiven Krankheitsverlauf. Es gibt zumindest im Kindesalter kaum eine zweite Erkrankung, bei der eine Organerkrankung, welche durch eine einmalige und meist auch vorübergehende Giftwirkung entstanden, so häufig die Tendenz zu einem irreparablen Krankheitsverlauf aufweisen würde, wie dies bei den Nierenerkrankungen der Fall ist.

Ein vierter, die Klinik vieler Nierenerkrankungen sehr wesentlich beeinflussender Faktor ist in einer besonderen Disposition sowie in einer abnormen Körperkonstitution des Patienten zu erblicken. Durch den Einfluß dieses Faktors kann das Auftreten als insbesondere auch der eigentümliche Verlauf mancher Nierenkrankheiten erst erklärt werden. Die Klinik der Nierenerkrankungen muß deswegen jedesmal auch diesen Faktor berücksichtigen, damit ein Licht in mannigfache noch bestehende Unklarheiten gebracht werden kann.

Berücksichtigt man diese kurz skizzierten Schwierigkeiten, welche sich in mannigfaltigen Kombinationen bei jeder Nierenerkrankung ergeben können, berücksichtigt man die Bösartigkeit der Krankheit, ihren ganz unberechenbaren Verlauf, welcher das Leben des Patienten nicht selten auf das schwerste gefährdet, bedenkt man endlich, daß die Prognostik dieser Erkrankungen bisher fast jeder klinischen Basis entbehrt, so wird es alsbald klar, daß die Nierenkrankheiten dem Arzt die größten Schwierigkeiten entgegenstellen können und ihn zugleich mit der größten Verantwortung belasten um so mehr, als sie von ihm eine möglichst rasche und richtige Diagnose und therapeutische Entschlüsse verlangen, wie dies kaum bei anderen Erkrankungen im Kindesalter der Fall ist. Bei der Therapie muß sich zudem der Arzt nicht bloß für rasch indizierte Maßregeln entscheiden, sondern auch zwischen mannigfachen Maßregeln, welche der oft langwierige Krankheitsverlauf beansprucht, eine Auswahl treffen. Er muß wohl überlegen, welchen Nutzen er von den therapeutischen Maßregeln erwarten darf und welchen Schaden er unter Umständen durch dieselben zufügen kann. Therapeutische Schädigungen Nierenkranker sind keineswegs ausgeschlossen, in mehrfacher Hinsicht sogar möglich. Damit solche therapeutische Fehler nicht unterlaufen, soll bei der Therapie der Nierenkrankheiten in erster Linie der Leitsatz zur Geltung kommen, daß die Therapie sich niemals auf ein einzelnes Symptom der Erkrankung stützen darf, möge dasselbe im Krankheitsbilde scheinbar noch so dominieren, daß die Therapie vielmehr bedacht sein muß, auf den ganzen Symptomenkomplex und auf die Krankheitserscheinungen sämtlicher Körperorgane.

Die therapeutischen Schwierigkeiten sind am besten dadurch zu lösen, daß man die Symptomatologie der Erkrankung zerlegt in jene Krankheitssymptome, welche durch die jeweilige lokale Nierenschädigung verursacht werden, sowie in jene Krankheitserscheinungen, welche durch die Miterkrankung anderer Körperorgane oder des Gesamtorganismus entstehen. Über den Charakter der Nierenschädigung wird man sich durch die Harnuntersuchung und die Funktionsprüfung der Nieren orientieren können, während über die anderweitigen Organschädigungen eine genaue klinicshe Untersuchung wird Aufschluß geben können.

EINTEILUNG DER ERKRANKUNGEN DER HARNORGANE

Eine Erkrankung der Harnorgane wird in erster Linie durch das Auftreten einer Albuminurie erkannt. Weitere Untersuchungen werden dann über den Charakter der Albuminurie und den Funktionszustand des erkrankten Organs Aufschluß geben.

Die qualitative Untersuchung auf Eiweiß geschieht am besten durch die Essigsäure-Ferrozyankalium-Probe, weil sie wichtige Aufschlüsse über den Chemismus der Albuminurie gibt. Der frisch entleerte Harn wird zu diesem Zwecke in geringen Mengen (3 bis 5 ccm) in zwei Eprouvetten verteilt. In eine Portion werden einige Tropfen einer 10%igen Essigsäurelösung zugesetzt und gegen einen dunklen Hintergrund gehalten, wobei auf eine auftretende Trübung geachtet wird. Eine positive Reaktion zeigt die Anwesenheit eines chemisch bisher nicht genau bekannten Körpers, des sogenannten Essigsäure fällbaren Körpers an. Darauf werden beide Harnportionen durch wiederholtes Umschütten vermischt, sodann in den Eprouvetten gleichmäßig verteilt, worauf der einen Portion einige Tropfen einer 10%igen Ferrozyankaliumlösung zugesetzt werden. Ein positiver Ausfall dieser Reaktion in Form einer leichten Trübung oder eines käsigen Niederschlages gibt Aufschluß über die Anwesenheit des eigentlichen Eiweißkörpers, des Serumalbumins im Harn. Durch die Probe im Esbach-Röhrchen kann sodann die Eiweißmenge quantitativ bestimmt werden.

Die Erkrankungen der Harnorgane können mit Rücksicht auf die Albuminurie als das dominierende Symptom in zwei Gruppen eingeteilt werden. In die erste Gruppe gehören die sogenannten funktionellen Albuminurien, bei welchen die Albuminurie ohne eine nachweisbare anatomische Schädigung der Nieren zustande kommt. Die zweite Gruppe umfaßt dagegen jene Erkrankungen, bei welchen die Albuminurie durch eine anatomische Erkrankung der Harnorgane verursacht wird.

Der Hauptvertreter der funktionellen Albuminurie ist die sogenannte orthostatisch-lordotische Albuminurie, während in der zweiten Gruppe nach der topographischen Situation der anatomischen Erkrankung zwischen Erkrankungen der harnbereitenden Organe (Nierenerkrankungen) und der harnleitenden Organe (Zystitis, Zystopyelitis) unterschieden werden muß.

Die zystische, beziehungsweise zystopyelitische Albuminurie wird an dieser Stelle genannt, obwohl ihre Ursache wesentlich verschieden von der Albuminurie der erstgenannten Gruppe ist. Doch erscheint es nicht unwichtig, auch an dieser Stelle auf die Wichtigkeit der zystopyelitischen Albuminurie bei der Differentialdiagnose hinzuweisen, umsomehr als dieselbe unter Umständen mit einer renalen Albuminurie verbunden sein kann (Pyelonephritische Albuminurie).

Der Nachweis einer Albuminurie wird demnach unter Umständen eine Differentialdiagnose notwendig machen zwischen einer:

1. orthostatisch-lordotischen Albuminurie,

2. nephritischen (nephrotischen) Albuminurie,

3. zystitischen oder zystopyelitischen Albuminurie.

I. Die orthostatisch-lordotische Albuminurie

Als orthostatisch-lordotische Albuminurie *) bezeichnen wir jene A. welche sich durch einen eigentümlichen zyklischen Verlauf der A. auszeichnet und deswegen zuerst eine zyklische oder intermittierende A. genannt wurde. Exaktere Untersuchungen haben aber ergeben, daß die A. bei dieser Erkrankung solange fehlt, als der Patient eine Bettruhe einhält, während sie ebenso regelmäßig auftritt, sobald der Patient das Bett verläßt. Heubner hat als erster diese tiefere Ursache der A. erkannt, indem er nachweisen konnte, daß die A. durch das Aufrichten des Körpers aus einer horizontalen Lage in eine vertikale Körperstellung hervorgerufen wird. Auf Grund dieses Einflusses eines Orthostatismus auf die A. hat er die Krankheit als orthostatisch oder orthotisch und die Patienten als Orthostaten bezeichnet.

Durch genaue Untersuchungen über den Mechanismus des Orthostatismus konnte ich nachweiseu, daß nicht der Orthostatismus als solcher ausschlaggebend ist, sondern daß dabei eine ganz bestimmte Körperhaltung in Aktion tritt, welche bei den Orthostaten allerdings gemeinsam mit der aufrechten Körperstellung (Orthostatismus) aufzutreten pflegt. Das pathognomonische und charakteristische Detail dieser Körperhaltung ist eine abnorme Lordose, welche die Lendenwirbel= säule in der Höhe des ersten bis dritten Lendenwirbels bogenförmig und tief einsenkt (siehe Fig. 1). Sobald im Orthostatismus diese Lordose in Erscheinung tritt, kommt es zu einer A., während umgekehrt bei demselben Individuum durch die Vermeidung dieser Lordose trotz eines Orthostatismus eine A. vermieden werden kann. Ich habe mit Rücksicht auf die beiden eiweißprovozierenden Momente: Orthostatismus und Lordose, die Albuminurie als eine o r t h o s t a t i s c h - l o r d o t i s c h e bezeichnet. Allerdings gilt diese Auffassung bloß für die praktische Erklärung dieser Erkrankung, denn tatsächlich vermag eine abnorme

---

*) In den folgenden Zeilen. wird für die Bezeichnung orthostatisch-lordotisch die Abkürzung o. l. und für die Bezeichnung Albuminurie die Abkürzung A. verwendet werden.

Lordose auch allein eine A. zu provozieren, wie es entsprechende Versuche in einer horizontalen Lage beweisen (lordotische Körperlage).

Das klinische Bild der o. l. A. gibt in der Regel nur wenig Anhaltspunkte für die Diagnose, weil die begleitenden Symptome sehr

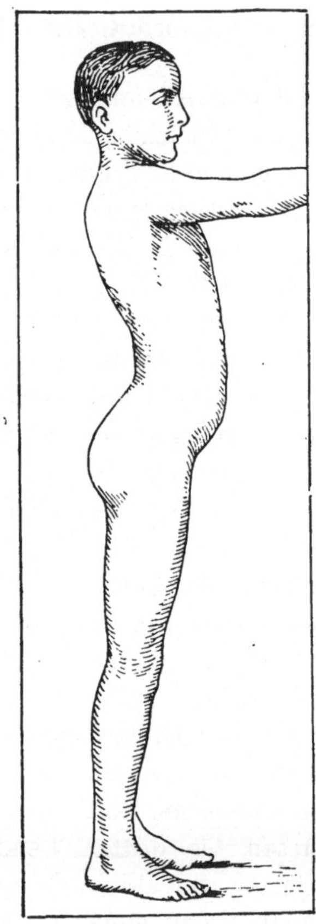

Fig. 1

verschiedenartige und deswegen wenig charakteristische Formen annehmen können. Es handelt sich meist um blasse, grazile, körperschwache
Kinder, die nicht selten die Anzeichen einer minderwertigen Körperkonstitution (Asthenie) oder Diathese (neuropathische, exsudative) aufweisen. Auf dieser Basis entstehen dann mannigfache Krankheitssymptome und subjektive Beschwerden, welche das Krankheitsbild der o. l.
A. charakterisieren und deswegen auch als ätiologische Faktoren heran-

gezogen wurden. Andere Krankheitssymptome können ferner mit dem raschen Körperwachstum der jugendlichen Individuen in Zusammenhang gebracht werden und begründen die Bezeichnung dieser A. als eine juvenile Albuminurie.

Die subjektiven Krankheitsbeschwerden äußern sich in erster Linie in einer Mattigkeit, leichten Ermüdbarkeit, Kopfschmerzen, Herzbeschwerden und Schwindelgefühl, das nicht selten bis zu schweren Ohnmachtsanwandlungen sich steigern kann.

Auch die objektiv nachweisbaren Organveränderungen sind mannigfach. Neben allgemeinen Störungen in den Körperfunktionen (Anämie, Asthenie) finden sich die Anzeichen einer abnormen oder minderwertigen Körperkonstitution. So finden sich am Herzen nicht selten neben einer Tachykardie oder Pulsarhythmie die Anzeichen einer besonderen Kleinheit (Tropfenherz) oder einer abnormen Längsstellung (Pendelherz), welche zum Teil auf Störungen im Wachstum dieses Organs hindeuten (Cor juvenum). — Das Gefäßsystem zeigt nicht selten eine vasomotorische Übererregbarkeit und Labilität seiner Innervation. Zu erwähnen wäre endlich noch eine mit der o. l. A. mitunter einhergehende Neigung des Nasenrachenraumes zu entzündlichen Affektionen.

Eine besondere Erwähnung verdient die klinische Beobachtung, daß die o. l. A. besonders in jenem Lebensalter am häufigsten beobachtet wird, in welchem ein rasches Körperwachstum einsetzt (7. bis 14. Lebensjahr), während sie sowohl vor dieser Lebensperiode als auch später nur sehr selten vorzukommen pflegt. Wenn man das Wachstum des kindlichen Körpers in den einzelnen Lebensperioden durch Messungen der Maßverhältnisse kontrolliert, so kann man dabei beobachten, daß das Wachstum in einer ganz verschiedenen Weise erfolgt. Insbesondere kann man durch die Messungen die Tatsache erheben, daß in dem für die o. l. A. kritischen Lebensalter das Wachstum des Körpers überwiegend durch eine rasche Streckung der Wirbelsäule zustande kommt, so daß in dieser Lebensperiode das normale Längenverhältnis zwischen der Wirbelsäule und der Körperlänge, welches 1 : 3 beträgt, eine Änderung erfährt, indem die Länge der Wirbelsäule dieses Maßverhältnis um 1 bis 3 cm übertrifft. Dagegen erfolgt das Wachstum in der nachfolgenden Lebensperiode hauptsächlich durch eine rasche Streckung der Extremitäten, wodurch das normale Längenverhältnis wieder hergestellt wird. In der für die o. l. A. kritischen Lebensperiode gleicht der Mensch in seinen Körpermaßverhältnissen seiner entwicklungsgeschichtlichen Vorstufe (Halbaffen), so daß man diese

Lebensperiode als eine rasch vorübergehende, entwicklungsgeschichtliche Vorstufe in dem Wachstum des Menschen betrachten kann. In dieser Periode erscheint der Mensch jenen Ansprüchen, welche die aufrechte Körperhaltung im Orthostatismus verlangt, noch nicht vollständig gewachsen zu sein, so daß er gewissen schädlichen Einwirkungen und Folgen des Orthostatismus unterliegt. Eine der wichtigsten schädlichen Folgen würde die o. l. A. darstellen. Dieselbe könnte deswegen als eine entwicklungsgeschichtlich bedingte oder atavistische A. bezeichnet werden. Dieser Rückschlag wird insbesondere bei jenen Kindern zustandekommen, bei welchen entweder Ursachen allgemeiner Natur (Konstitution) oder lokale Ursachen (Schwäche im Bau der Wirbelsäule und Bänder, Muskelschwäche) das Auftreten der Lordose und A. begünstigen. Sobald die erwähnte Wachstumsperiode ihr Ende erreicht (14. bis 15. Lebensjahr) und damit das abnorm rasche Wachstum der Wirbelsäule sistiert, und zugleich ein rasches Extremitätenwachstum einsetzt und sich damit die unrichtigen Maßverhältnisse korrigieren, kommt auch die o. l. A. zur Heilung. Der Mensch wächst demnach in einer bestimmten Lebensperiode in die o. l. A. hinein, um am Ende dieser Periode wieder aus ihr hinauszuwachsen und damit erst zu einem in bezug auf den Orthostatismus vollwertigen Individuum zu werden.

Die Diagnose der orthostatisch-lordotischen Albuminurie

Die Diagnose wird in den meisten Fällen durch den Nachweis des charakteristischen Zyklus der A. leicht gestellt werden können. Der Zyklus kann in zwei voneinander verschiedene Phasen getrennt werden: eine negative, d. h. albuminfreie, und eine positive, albuminurische. Die erstere findet sich bei einer Horizontallage des Körpers, die letztere im Orthostatismus. Durch einen sicheren Nachweis dieses Zusammenhanges wird die Diagnose dieser Erkrankung ermöglicht. Jedoch wird in dieser Richtung eine einfache Untersuchung nicht in allen Fällen ein einwandfreies Resultat ergeben und eine sichere Diagnose ermöglichen. In erster Linie werden bereits geringe Fehler, welche bei diesem einfachen Untersuchungsmodus unterlaufen können, ein falsches Resultat und damit eine Fehldiagnose erzielen. Solche falsche Schlußwerte werden besonders in jenen Fällen von einer besonderen Bedeutung für die Diagnose sowohl als für den Patienten sein, in denen eine Differentialdiagnose zwischen dieser Erkrankung und einer nephritischen A. notwendig sein wird. Deswegen wird die Untersuchung, zumindest in diesen zweifelhaften Fällen. viel exakter durchgeführt werden müssen. Die Untersuchungstechnik muß dabei von der folgenden Erwägung ausgehen: Der Harn eines Patienten muß stets eiweißfrei sein, solange während der Untersuchung der eiweißprovozierende Faktor im orthostatisch-lordotischen Sinne fehlt, hingegen muß die Albuminurie sofort einsetzen, sobald bei der Untersuchung der orthostatisch-lordotische Faktor in Aktion tritt.

Die negative (eiweißfreie) Periode. Bei der Untersuchung dieser Phase müssen in erster Linie verschiedene Fehlerquellen sorgsam vermieden werden. Es ist vor allem notwendig, daß der zur Untersuchung gelangende Harn tatsächlich und ausschließlich der horizontalen Körpersituation des Patienten entspricht. Bei der Prüfung des Harns während einer Bettruhe genügt es deswegen nicht, daß die Untersuchung ohne besondere Kautelen vorgenommen wird, sondern es müssen dabei verschiedene Momente berücksichtigt werden. In erster Linie müssen dabei unbedingt alle jene Ursachen ausgeschieden werden, welche auch in einer Bettruhe oder in einer „Horizontallage des Körpers" eine Eiweißausscheidung verursachen können und dadurch den o. l. Typus der A. nicht bloß verdecken, sondern auch den Verdacht auf eine nephritische A. erwecken können. Von diesen störenden Momenten in einer Ruhelage sind besonders zu erwähnen:

1. Es kann während einer Horizontallage der Harn tatsächlich eiweißfrei ausgeschieden werden und trotzdem bei der Untersuchung eiweißhältig gefunden werden. Dies geschieht dadurch, daß eine vor der Horizontallage bestandene A. mit dem später entleerten Ruheharn zur Untersuchung gelangt.

2. Die Horizontallage kann insofern eine ungenügende sein, als bei ihr eiweißprovozierende Momente nicht ausgeschaltet oder übersehen werden. So wird ein kurzdauerndes lordotisches Sitzen oder eine lordotische Bauchlage, ein Aufknien im Bett oder eine aufrechte Körperhaltung während einer Harnentleerung oft übersehen, obwohl sie alle eine A. hervorrufen können.

Um solche oft schwerwiegende Untersuchungsfehler, welche das Bild einer Daueralbuminurie vortäuschen und damit den Verdacht einer nephritischen A. erwecken, zu vermeiden, wird die eiweißfreie Periode der o. l. A. am zweckmäßigsten in der folgenden Weise untersucht:

Der Patient kommt morgens in Bettruhe zur Untersuchung und entleert vorerst seinen Harn vollständig. Darauf bleibt er nüchtern und unter strenger Kontrolle noch durch eine halbe bis eine Stunde ruhig und horizontal liegen, worauf er unter Vermeidung jedes o. l. Momen-

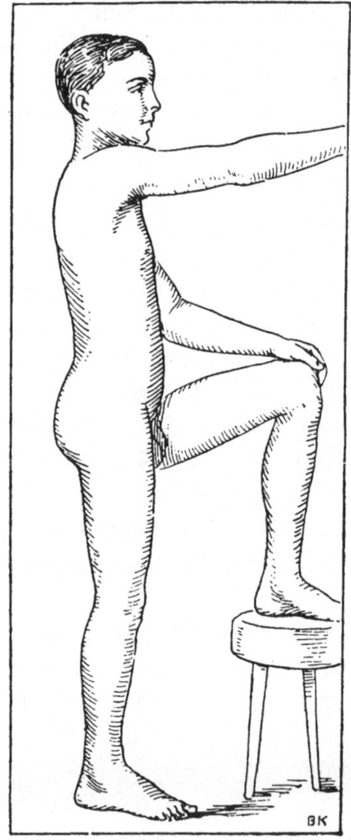

Fig. 2

tes seinen Harn entleert. Diese Harnportion gelangt sofort zur Untersuchung und muß sich als vollständig eiweißfrei erweisen.

Die positive (albuminurische) Periode kann auf folgende Weise rasch und einwandfrei geprüft werden, wobei die Untersuchung am zweckmäßigsten an die vorher beschriebene angeschlossen wird. Nachdem sich der Harn als eiweißfrei erwiesen hat, verläßt der Patient mit entblößtem Oberkörper das Bett, wobei er jede

Lordose strenge vermeiden muß. Zu diesem Zweck begibt er sich am besten in einer leicht vorgeneigten Haltung zu einem Stuhl, erhebt das eine Bein, indem er es im Hüft- und Kniegelenk rechtwinkelig beugt und stellt es auf den Stuhl. Sodann streckt er seinen Oberkörper, so daß er eine vollkommen aufrechte Körperhaltung einnimmt. In dieser Stellung befindet er sich in einer orthostatischen Haltung, in der er aber infolge der Hebung und Fixierung des Beckens keine Lordose einzunehmen vermag (korrigierte Haltung). In dieser Stellung kann die sonst lästige dauernde Kontrolle des Patienten in bezug auf eine lordotische Haltung unterbleiben. Der Patient verbleibt in dieser Stellung durch zirka 10 bis 15 Minuten und entleert darauf, womöglich in derselben Haltung, seine Blase vollständig. Diese Harnportion erweist sich bei einer richtigen Versuchsanordnung als vollständig eiweißfrei (Siehe Fig. 2). Darauf stellt der Patient das erhobene Bein auf den Boden und nimmt durch 5 bis 10 Minuten eine stramme aufrechte Körperhaltung ein (Habtachtstellung) oder er wird noch besser in eine aufrecht kniende Stellung gebracht. Jedes Bewegen, jedes Drehen des Körpers usw. ist während des Versuches streng zu vermeiden. Nach Beendigung dieses Versuches entleert der Patient neuerdings den Harn. Dieser Harn ist eiweißhältig. Mitunter fehlt die A. in der ersten Harnportion, sie kann dann in einer nächsten Harnportion, welche 5 bis 10 Minuten später entleert wird, nachgewiesen werden. Diese verspätete A. ist auf einen Restharn aus der nicht vollständig entleerten Blase und auf eine fast vollständige Anurie während des Versuches zurückzuführen.

Die angeführten Versuche erbringen den schlagenden Beweis für die maßgebende Rolle, welche die Lordose beim Zustandekommen der o. l. A. spielt, indem sie zeigen, daß die A. auch im Orthostatismus erst dann auftritt, wenn bei ihm eine Lordose in Aktion tritt. Diese wichtigen Versuche lassen sich noch durch verschiedene andere Versuche ergänzen. So fehlt eine A. auch im Orthostatismus, wenn der Körper in einer Glissonschen Schlinge hängt oder im Wasser steht, weil in beiden Stellungen eine Lordose vermieden wird. In ähnlicher Weise kann ein Individuum auch dauernd von der A. befreit werden, wenn man bei ihm durch ein geeignetes Mieder eine Lordosierung andauernd unmöglich macht.

Von Interesse und nicht ohne diagnostische Bedeutung sind auch die Beobachtungen über das Schwinden einer bestehenden Albuminurie. Genaue Untersuchungen zeigen nämlich, daß das Schwinden solcher

A. unter Umständen außerordentlich rasch erfolgt, indem auch starke A. bereits nach einer viertel bis einer halben Stunde vollständig schwinden können. Entsprechende Versuche zeigen aber auch, daß zum Schwinden der A. keineswegs eine Horizontallage der Körpers notwendig ist, wie es bisher angenommen wurde, sondern daß die A. auch im Orthostatismus verschwindet, sobald dabei eine Lordose vermieden wird. Zu diesem Zwecke stellt sich ein Patient mit einer bereits bestehenden A. in die vorerwähnte korrigierte aufrechte Haltung und entleert in dieser Stellung seinen Harn in kurzen Zeitintervallen. Die Harnuntersuchungen zeigen, daß die A. bereits in der ersten bis zweiten Harnportion (also nach 5 bis 10 Minuten) einen deutlichen Rückgang zeigt und bereits nach weiteren 10 bis 20 Minuten bis auf geringe Spuren einer Essigsäurefällung vollständig verschwindet. Auch dieser Versuch zeigt den wesentlichen ätiologischen Einfluß der Lordose auf das Entstehen einer A.

In bezug auf das Harnsediment ist in erster Linie die Frage zu entscheiden, ob die Anwesenheit renaler Elemente gegen die Annahme dieser Erkrankung spricht oder ob renale Elemente mit einer o. l. A. vereinbar sind. Der positive Nachweis renaler Elemente im Harn o. l. Individuen wurde von verschiedenen Autoren verschiedenartig beurteilt. Während einzelne die Ansicht aussprechen, daß renale Elemente und insbesondere Zylinder unbedingt gegen eine funktionell bedingte A. sprechen, weil diese Befunde stets auf einen nephritischen Prozeß hinweisen, sind andere der Ansicht, daß renale Elemente keineswegs unbedingt für eine anatomische Erkrankung in den Nieren beweisend sind (febrile A., Sportalbuminurie). Bei eingehenderen Untersuchungen findet man tatsächlich auch bei typischen funktionellen A. im Harn wiederholt renale Elemente, so insbesondere Erythrozyten, hyaline und mitunter sogar granulierte oder epitheliale Zylinder. — Daß renale Elemente zweifellos auch bei nierengesunden Kindern vorkommen können, kann auch durch das Experiment bewiesen werden, indem es gelingt, auch bei o. l. Individuen eine ausgesprochene Erythrozyturie und Zylindrurie hervorzurufen, wenn man bei ihnen durch eine forcierte Lordosierung eine starke A. provoziert. Die renalen Elemente in solchen Versuchen überdauern in der Regel die A. und können bei einer starken Forcierung des Experimentes sogar tagelang nachgewiesen werden, um endlich aber restlos zu verschwinden. Ein Nachweis renaler Elemente im Harne eines Kindes wird demnach keineswegs als Beweis gegen eine funktionelle A. gewertet werden können. Selbstverständlich wird man aber in solchen Fällen die Differentialdiagnose zwischen einer o. l. A. und einer nephritischen A. besonders exakt durchführen müssen, um so mehr als mitunter auch nephritische Erkrankungen das klinische Bild einer o. l. A. vortäuschen können (abklingende Nephritis, Paedonephritis).

In bezug auf den Chemismus der A. sei noch kurz erwähnt, daß die charakteristische Essigsäure-Fällung mitunter fehlt, so daß das Serumalbumin allein sich nachweisen läßt. Dieser Chemismus wird hauptsächlich bei prozentuell hochgradigen A. (1 bis $5^0/_0$) beobachtet. Die A. gleicht in solchen Fällen chemisch vollkommen einer nephritischen A. Sobald jedoch eine solche hochgradige A. in das Stadium des Abklingens kommt, was in der Regel bereits in der kürzesten Zeit eintreten kann, wird damit auch sofort der Essigsäure fällbare Körper nachweisbar. Dadurch bekommt die o. l. A. eine neuerliche Ähnlichkeit mit der nephritischen A., bei der ebenfalls erst im Abklingen des Krankheitsprozesses eine Essigsäure-Fällung zu beobachten ist. Nur tritt das Abklingen und damit der veränderte Chemismus bei der o. l. A. bereits in der kürzesten Zeit, meist schon nach wenigen Minuten auf, während bei der nephritischen A. dazu Wochen oder Monate notwendig sind.

Die Funktionsprüfung wird als diagnostisches oder als differentialdiagnostisches Hilfsmittel bei der o. l. A. nur selten in Frage kommen, weil die Nierenfunktion entsprechend der anatomischen Intaktheit der Nieren bei der o. l. A. stets eine normale ist. — Trotzdem beobachtet man im Orthostatismus eine Beeinflussung der Nierentätigkeit im Sinne einer verminderten Wasserausscheidung, so daß mit der A. meist auch eine deutliche Oligurie verbunden ist.

Es ist von Interesse, die Nierentätigkeit eines o. l. Individuums einer eingehenderen Funktionsprüfung zu unterziehen. Zu diesem Zwecke wurde bei o. l. Individuen, und zu Kontrollzwecken auch bei normalen Kindern die Nierenfunktion durch die Belastungsprobe (siehe Nephritis) sowohl in einer Horizontallage des Körpers, als auch im Orthostatismus geprüft. Der orthostatische Versuch wurde durch 2 bis 3 Stunden durchgeführt, wobei die Kinder unter strenger Kontrolle aufrechtgestellt wurden. In der einen Versuchsreihe wurde im Orthostatismus eine Lordose vermieden, während in einer anderen zugleich eine Lordose in Aktion gesetzt wurde.

Das Ergebnis des Verdünnungsversuches (d. h. nach einer Wasseraufnahme von einem halben Liter) bei denselben Kindern unter den angeführten. verschiedenartigen statischen Bedingungen ist in den nachfolgenden Tabellen angegeben. An der ersten Stelle sind die in 20′ Intervallen entleerten Harnmengen, an der zweiten Stelle deren spezifisches Gewicht vermerkt, während die Additionszahl die innerhalb der Versuchsdauer (2 Stunden) entleerte Gesamtharnmenge angibt.

Horizontallage

Normales	Kind		o. l.	Kind
40	12		60	07
285	02		152	01
134	01		194	01
51	04		176	01
90	07		80	01
65	06		52	03
665			714	

Orthostatismus (ohne Lordose)

Normales	Kind		o. l.	Kind
32	13		25	18
64	03		77	03
122	01		116	02
67	01		81	02
34	08		12	04
25	09		12	04
344			323	

Orthostatismus (mit Lordose)

Normales	Kind		o. l.	Kind
9	26		18	13
17	26		47	06
36	07		57	09
37	07		25	08
19	14		15	12
13	14		11	12
131			173	

Der Orthostatismus ist demnach imstande bei einer Belastungsprobe die Wasserausscheidung der gesunden Nieren in einer ähnlichen Weise zu beeinflussen, wie dies bei vielen nephritischen Erkrankungen durch die anatomische Erkrankung des Organs geschieht. Berücksichtigt man dabei, daß bei o. l. Individuen zur selben Zeit eine A. einsetzt, so wird diese Übereinstimmung noch auffallender.

Übersichtlicher gestaltet sich der Verlauf der Diurese an den beigefügten Kurven, auf denen die Menge der in 20 Minutenintervallen entfallenden Harnportionen aufgetragen wurde.

Tabelle I betrifft ein normales Kind, Tabelle II ein orthostatisch-lordotisches Mädchen, Tabelle III einen Nephritiker. Die mit A bezeichnete Kurve gibt den Verlauf der Diurese in einer Horizontallage des Körpers, die mit B bezeichnete jene im Orthostatismus ohne Hinzutreten einer Lordose, die mit C bezeichnete Kurve endlich jene im Orthostatismus unter einer gleichzeitigen Einwirkung einer Lordose. Die Endzahlen geben die innerhalb der Versuchszeit (2 Stunden) entleerten Harnmengen. Die graphische Darstellung zeigt nicht bloß deutlich die verminderte Diurese im Orthostatismus, sondern, in besonders auffallender Weise, die charakteristische Übereinstimmung im Verlaufe der Diurese im lordotischen Orthostatismus nierengesunder Kinder mit der Diurese bei einem nephritischen Kinde in einer Horizontallage des Körpers.

Die Prognose der o. l. A. gestaltet sich in der Regel günstig, weil es sich um eine vorübergehende Erkrankung ohne anatomische Veränderungen der Nieren handelt. Nur ganz ausnahmsweise wird man ein Übergehen dieser Erkrankung in eine Nephritis beobachten können (Disposition).

Die Therapie wird sich dementsprechend möglichst einfach gestalten müssen und mehr auf die begleitenden Störungen im Befinden des Patienten (Anämie, Asthenie, nervöse Symptome usw.) als auf die A. selbst Bedacht nehmen. In der Regel wird eine roborierende Behandlung, sowie eine auf eine Allgemeinkräftigung hinzielende Therapie angebracht sein. Insbesondere werden zweckmäßige körperliche Übungen am Platze sein, durch welche die schwächsten Muskelgruppen, insbesondere die Bauchmuskulatur in erster Linie gekräftigt werden sollen. Bei einer entsprechenden Anleitung und Übung erlernen die Patienten auch ihre falsche, lordotische Haltung sehr rasch zu korrigieren und können in dieser Weise von ihrer A. in kürzester Zeit befreit werden. Ein Mieder, welches die Haltung passiv zu korrigieren vermag, wird aus therapeutischen Gründen wohl selten angezeigt sein und kommt für kurze Zeit nur in jenen Fällen zur Anwendung, in denen man die Diagnose durch das Schwinden der A. feststellen will, oder wenn man bei sehr ängstlichen Eltern die A. zu beheben gezwungen ist, um das Kind von einer schädlichen Schonungstherapie zu befreien.

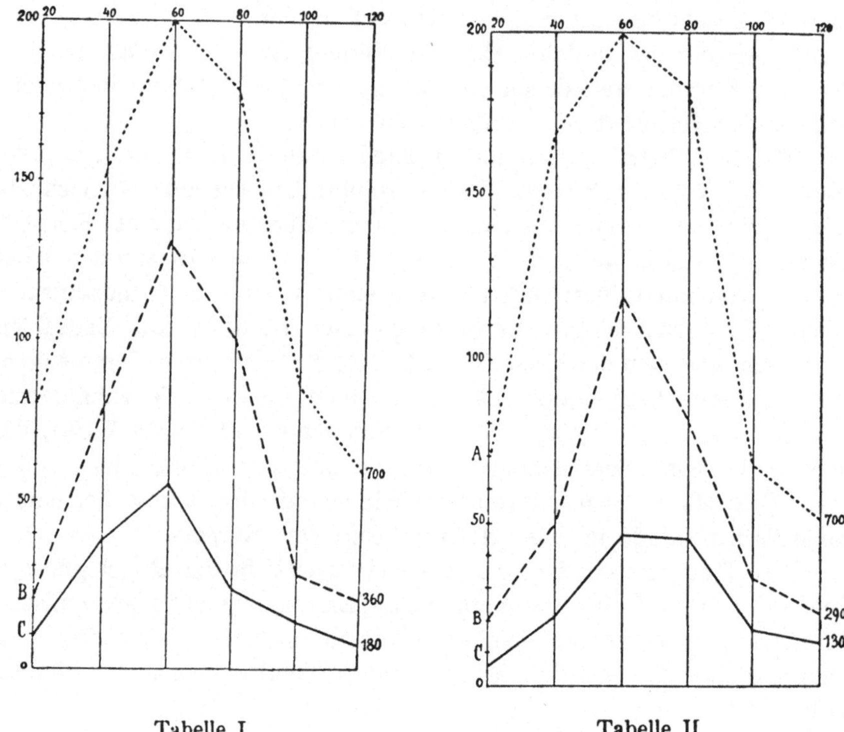

Tabelle I   Tabelle II

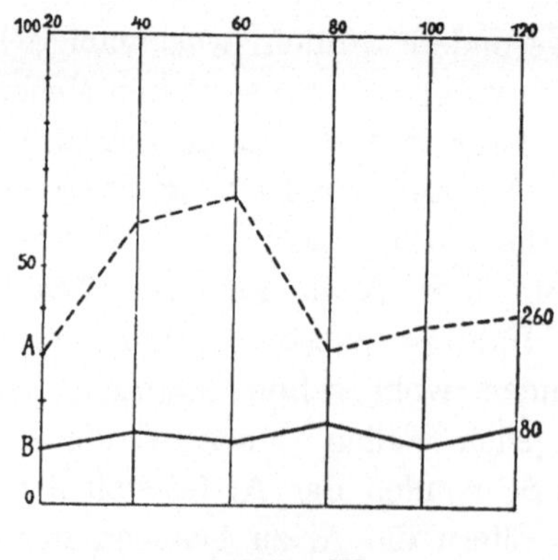

Tabelle III

II. Die funktionelle Nephritis
(Die atypischen Formen der orthostatisch-lordotischen Albuminurie)

Nachdem ich durch die Untersuchungen den Beweis erbringen konnte, daß unter dem Einfluß des Orthostatismus bei einer anatomisch gesunden Niere eine Albuminurie von der chemischen Konstitution einer nephritischen Albuminurie, sowie eine Funktionsstörung im Sinne einer verminderten Wasserausscheidung beobachtet werden kann, so erübrigte noch der Nachweis, ob bei einer gesunden Niere auch noch der dritte Faktor im Trias des nephritischen Symptomenkomplexes: eine Daueralbuminurie und Zylindrurie beobachtet werden kann?

Auf Grund von theoretischen Überlegungen war diese Möglichkeit nicht von der Hand zu weisen. Die Möglichkeit einer Daueralbuminurie im klinischen Bilde wäre dann gegeben, wenn eine gesunde Niere dauernd jenen Störungen unterworfen wäre, welche die Nieren bei einer orthostatisch-lordotischen Albuminurie vorübergehend erleiden.

Das Krankheitsbild einer funktionellen, d. h. nicht nephritischen Daueralbuminurie wäre in erster Linie demnach dann gegeben, wenn es sich um Individuen handelt, die im orthostatisch-lordotischem Sinne besonders überempfindlich sind, so daß bei ihnen der geringste o. l. Insult imstande ist, eine A. zu provozieren. Solche geringfügige und kurzdauernde Insulte werden sich unter gewöhnlichen Verhältnissen auch in einer Bettruhe nicht vermeiden lassen, indem dieselbe eine lordotische Körperlage, ein Aufknien oder Aufstehen im Bette, ein kurzes Verlassen des Bettes zum Zwecke der Harn- oder Stuhlentleerung keineswegs ausschließt.

Diese und andere Momente werden aber genügen, um bei überempfindlichen Patienten auch in einer Bettruhe eine A. zu provozieren. Indem dadurch wiederholt kurzdauernde A. entstehen, bevor vorausgegangene A. zeitlich abklingen konnten, so ist damit die Möglichkeit einer Daueralbuminurie gegeben. Eine solche Daueralbuminurie wird insbesondere dann vom Arzte nachgewiesen werden, wenn sich die Untersuchung des Harnes auf größere Zeitintervalle, oder gar auf den Gesamtnachtharn erstreckt.

Daß die „funktionelle Nephritis" im Sinne des beschriebenen Krankheitsbildes nicht allzu selten vorkommt und zu schwerwiegenden diagnostischen und therapeutischen Irrtümern Veranlassung gibt, haben mir einige Fälle gezeigt, von denen zwei besonders hervorgehoben werden mögen, weil bei ihnen durch eine besonders genaue

Kontrolle eine zweifellos bestehende Daueralbuminurie durch lange Zeit nachgewiesen wurde.

In dem einen Fall handelte es sich um einen 12jährigen Knaben, bei dem durch eine mehrmals im Tage vorgenommene Harnuntersuchung eine Daueralbuminurie durch 6 Monate nachgewiesen wurde. Der zweite Fall betraf einen 6jährigen Knaben, bei dem durch eine ähnliche genaue Untersuchung eine Daueralbuminurie durch 3 Jahre beobachtet wurde. Die Albuminurie schwankte zwischen $^1/_4$ bis $1^0/_{00}$, obwohl sich die Patienten dauernd in Bettruhe befanden und einer strengsten Nephritikerdiät unterzogen wurden.

In beiden Fällen konnte ich die Daueralbuminurie bereits im Verlauf von 1 bis 2 Stunden zum vollständigen Schwinden bringen, indem ich in dieser Zeit durch eine entsprechende und sorgfältige Untersuchungstechnik jeden orthostatisch - lordotischen Insult ausschaltete. — Vollständig einwandfrei konnte die funktionelle Ursache der Daueralbuminurie bei dem 6jährigen Knaben nachgewiesen werden, indem derselbe nicht bloß von seiner Daueralbuminurie befreit wurde, sondern sich daran anschließend außer Bett ohne Albuminurie frei herumbewegte, solange dabei eine Lordose vermieden wurde, und daß anderseits sofort eine hochgradige Albuminurie auftrat, als mit Absicht eine Lordose in den Orthostatismus (Knien) eingefügt wurde.

Es besteht kein Zweifel, daß eine Anzahl chronischer Nephritiden, und insbesondere der Paedonephritiden, als funktionelle Nephritiden erkannt werden, sobald die Untersuchung in dieser Richtung eingestellt wird. Die Differentialdiagnose wird sich umsomehr als notwendig erweisen, als bei der funktionellen Nephritis neben der Daueralbuminurie auch eine Zylindrurie und Hämaturie beobachtet werden kann.

Von welcher eminent praktischen Bedeutung die Kenntnis dieses neuen Krankheitsbildes ist, braucht nicht besonders hervorgehoben zu werden. Die Erfahrung lehrt zur Genüge, daß solche Patienten monate-, oft jahrelang als Nephritiker erkannt und dementsprechend behandelt werden. Daß diese Therapie aber nicht bloß überflüssig ist, sondern geradezu schädlich wirkt, wird durch die funktionelle Grundlage der Krankheit klar. Bei solchen Patienten ist eine Heilung eher durch eine kräftige Ernährung und eine körperliche Kräftigung als durch eine Schonungstherapie zu erwarten. — Die Therapie der funktionellen Nephritis hätte sich demnach nicht auf die „manifesten nephritischen" Symptome (Daueralbuminurie, Zylindrurie) als vielmehr auf die verborgene und verschleierte funktionelle Ursache zu erstrecken. — Die funktionelle Pathogenese wird in solchen Fällen nur durch eine exakte Untersuchungstechnik leicht und einwandfrei entdeckt werden können.

III. Die Nierenerkrankungen
A. ALLGEMEINER TEIL
1. Die Einteilung der Nierenerkrankungen

Die Nierenerkrankungen im Kindesalter verhalten sich im Vergleich zu jenen der Erwachsenen insoferne einfacher, als im Kindesalter einzelne Formen diagnostisch kaum in Erwägung gezogen werden müssen. Die Nierenerkrankungen entstehen durch entzündliche Veränderungen des Nierengewebes und deren Folgeerscheinungen. — Das Nierengewebe besitzt entsprechend seiner komplizierten sekretorischen Tätigkeit einen komplizierten Aufbau. Man kann in erster Linie zwischen zwei verschiedenen und voneinander funktionell getrennten Gewebsanteilen unterscheiden. Der eine Anteil ist das Gefäßsystem, dessen funktionell wichtigster Abschnitt die Glomeruli bilden (vaskulärer Anteil), den zweiten Gewebsanteil bilden die zelligen, schlauchartigen Gebilde der Nieren (tubulärer Anteil). Die Rolle, welche diesen Gewebsabschnitten bei der Harnbereitung zukommt, ist bisher zwar noch nicht vollständig aufgeklärt, jedoch kann man annehmen, daß der vaskuläre Anteil (Glomeruli) hauptsächlich die Wasserausscheidung besorgt, während der tubuläre Anteil die Ausscheidung der festen Harnbestandteile (Na Cl, N) übernimmt.

Die pathologische Anatomie der Nierenerkrankungen ist bisher noch nicht vollständig geklärt. Daraus erklären sich die verschiedenartigen Auffassungen der Pathologen und Kliniker über das Wesen dieser Erkrankungen, sowie die Schwierigkeiten einer einheitlichen Klassifikation. Die akute Nephritis wird als eine primäre Gefäßerkrankung aufgefaßt, welche sich im Glomerulusgebiete abspielt. Anatomisch äußert sich dieselbe in einem Gefäßkrampf und in einer Anämie der Glomerulusschlingen. Anschließend daran kommt es, wenn der Prozeß nicht zur Heilung kommt, zu einer Obliteration dieses Gebietes und sekundär zu einer Schädigung des parenchymatösen (tubulären) Gewebes. — Nicht so klar wie das Wesen der Nephritis ist jenes der Nephrose, so daß von mancher Seite Zweifel erhoben werden, ob es tatsächlich eine primäre Erkrankung des parenchymatösen (tubulären) Gewebes ohne Mitbeteiligung des Gefäßapparates gibt. Die klinischen Erfahrungen scheinen allerdings dafür zu sprechen, so daß wir einen solchen nephrotischen Typus der Nierenerkrankungen annehmen können.

Es fragt sich nun, ob die genannten Gewebsanteile der Nieren bei einer Erkrankung des Organs ebenfalls strenge voneinander getrennt sind, d. h., ob jeder Gewebsanteil für sich allein erkranken kann, und ferner ob und inwieweit eine Erkrankung auf den ergriffenen Gewebsanteil beschränkt bleibt oder auf den anderen überzugreifen und denselben sekundär zu schädigen vermag.

Klinisch kann man tatsächlich zwischen solchen Erkrankungen unterscheiden, welche ausschließlich oder zumindest überwiegend das vaskuläre Gewebe (Glomeruli) ergreifen, und anderseits zwischen solchen, welche fast ausschließlich das tubuläre Nierengewebe betreffen. Die erste Form der Nierenerkrankungen bezeichnen wir mit dem Namen; Nephritis (Glomerulonephritis), während die zweite Erkrankungsform Nephrose genannt wird.

Diese topographische Einteilung wird sich aber selbstverständlich nicht in allen Fällen vollständig einwandfrei durchführen lassen, weil eine schwere oder langdauernde Erkrankung des einen Gewebsanteiles endlich auch eine Schädigung des andern verursachen und damit das klinische Bild wesentlich beeinflussen wird. So kann insbesondere eine schwere oder langdauernde Nephritis nicht selten mit einer Schädigung des tubulären Gewebes einhergehen und dadurch einen nephrotischen Symptomenkomplex aufweisen (sogenannter nephrotischer Einschlag). Die einer solchen gemeinsame Erkrankung der beiden Gewebsanteile zukommenden Symptome werden besonders in schweren Fällen zu beobachten sein, oder bei schweren Obliterationen und Schrumpfungen des Nierengewebes zustande kommen.

Bei allen Nierenerkrankungen, insbesondere bei den Nephritiden des Kindesalters muß noch ein wichtiger Umstand besonders hervorgehoben werden. Die Erkrankung ergreift keineswegs immer den gesamten Gewebsanteil beider Nieren gleichmäßig, sondern kann sich auf umschriebene Anteile desselben beschränken und andere Bezirke unverändert belassen (einseitige Nephritis, herdförmige Nephritis). Selbstverständlich wird in solchen Fällen das klinische Bild, insbesondere aber die Prognose sich wesentlich günstiger gestalten, weil das gesunde Nierengewebe vikariierend eingreifen kann.

2. Die Diagnostik der Nierenerkrankungen

Die Diagnose einer jeden Nierenerkrankung wird sich immer auf eine genaue und erschöpfende Beobachtung des klinischen Krankheitsbildes stützen müssen. Das klinische Bild wird beherrscht durch die

Anzeichen der stattgefundenen anatomischen Veränderungen in den Nieren, durch die Störungen, welche das Organ durch die Erkrankung in seiner Funktion erleidet, sowie durch die Symptome jener krankhaften Veränderungen, welche andere Organe des Körpers oder der Gesamtorganismus erfahren. Die Nierenerkrankungen sind daher nicht als eine lokale Erkrankung der Nieren aufzufassen und die klinische Beobachtung und die Diagnostik dürfen sich dementsprechend niemals auf die Symptome der Nierenveränderung allein beschränken.

Bei einer Analyse der Symptome einer Nierenkrankheit äußert sich die anatomische Nierenveränderung in erster Linie in einer Eiweißausscheidung im Harn (Albuminurie), die Störungen der Nierentätigkeit in einer verminderten oder fehlenden Funktionstüchtigkeit dieses Organs.

Die Schädigungen, welche einzelne Körperorgane oder der Gesamtorganismus bei den Nierenerkrankungen erleiden, sind entweder direkte Folgeerscheinungen der Nierenerkrankung oder aber von der letzteren mehr oder weniger unabhängig, wobei sie jedoch als eine durch dieselbe Noxe entstandene Miterkrankung aufzufassen sind.

Unter den krankhaften Veränderungen der Körperorgane sind in erster Linie jene hervorzuheben, welche sich am Herzen und am Gefäßsystem abspielen, sowie jene krankhaften Veränderungen, welche das Körpergewebe erleidet. Das Körpergewebe hat mit seinen Gewebszellen, Lymphbahnen und Blutgefäßen eine besondere Bedeutung für den Stoffwechsel und den normalen Gewebsturgor, indem es eine wesentliche Rolle in dem Salz- und Wasserstoffwechsel des Körperhaushaltes spielt. Das Körpergewebe kann in dieser Beziehung als eine Art „Vorniere" betrachtet werden, von deren normaler Funktion der im Körperhaushalt außerordentlich wichtige Salz- und Wasserstoffwechsel abhängt. Die normale und ungehinderte Funktion des gesunden Körpergewebes ist aber nicht bloß für den Stoffwechsel des Gesamtorganismus, sondern auch für die normale Funktion der Nieren von der allergrößten Bedeutung. Sobald das Körpergewebe erkrankt und damit der Wasser- und Salzstoffwechsel eine Störung erleidet, kommt es in erster Linie zu jenen pathologischen Krankheitssymptomen, welche wir unter dem Namen der Ödembereitschaft und der Ödembildung des Organismus bezeichnen. Die Ödembereitschaft und das Ödem des Nephritikers stehen aus diesem Grunde nicht mit der anatomischen Erkrankung der Niere in einem direkten Zusammenhang, sondern sie haben in vielen Fällen ihre Ursache in einem „extrarenalen Faktor"

im Sinne einer Erkrankung des Körpergewebes (Vorniere), welche mit
der Nierenerkrankung einhergeht. Das Ödem ist deswegen nicht immer
ein Zeichen und eine Folgeerscheinung einer insuffizienten Nierentätigkeit; vielmehr als das Resultat einer gestörten Funktion des erkrankten
Körpergewebes aufzufassen.

Sobald man das Wesen der verschiedenartigen klinischen Symptome in diesem Sinne auffaßt, kann man unterscheiden zwischen
Nierenerkrankungen, welche sich hauptsächlich auf die Krankheitserscheinungen des lokalen Nierenprozesses beschränken (Albuminurie,
Zylindrurie, Nierenfunktion), sowie zwischen jenen, bei welchen zugleich
auch andere Körperorgane in Mitleidenschaft gezogen werden (Herz,
Gefäßsystem), und endlich zwischen solchen, bei welchen es zu einer
Schädigung im Gesamtorganismus kommt, wobei das Körpergewebe
als „Vorniere" oder als „extrarenaler Faktor" in erster Linie in Betracht
kommt (Ödembereitschaft).

Selbstverständlich wird sich diese strenge Trennung nicht in allen
Fällen klinisch durchführen lassen, insbesondere dann, wenn anderweitige Komplikationen das klinische Bild beeinflussen und trüben.

Bei der Diagnose einer jeden Nierenerkrankung muß das klinische
Bild, das heißt die Manifestation sämtlicher Krankheitssymptome,
erschöpfend erhoben werden. In Berücksichtigung der erwähnten
Schädigungen, welche der Körper eines Nierenkranken erleiden kann,
werden sich die Untersuchungen erstrecken müssen auf die Beurteilung
des lokalen Nierenprozesses (renale Symptome), auf eine Miterkrankung
anderer Körperorgane und deren Folgeerscheinungen (Herz, Gefäßsystem), sowie auf die Berücksichtigung der extrarenalen Faktoren,
welche ihre Ursache in der Erkrankung des Körpergewebes (Vorniere)
haben, sowie auf deren Folgeerscheinungen (Diurese, Ödeme).

An dieser Stelle möge in bezug auf die Diagnostik der Albuminurien und vieler Nierenerkrankungen der wichtige Satz hervorgehoben
werden, daß viele derselben vom Arzt nur dann rechtzeitig erkannt
werden, wenn er an dieselben denkt, d. h., wenn er sie von vornherein in den Bereich seiner differentialdiagnostischen Erwägungen
einbezieht. Viele Erkrankungen bereiten allerdings keinerlei diagnostische
Schwierigkeiten, weil sie entweder wegen vorausgegangener anders-
weitiger Erkrankungen erwartet oder vermutet werden können oder
ihre Anwesenheit durch ein charakteristisches Krankheitsbild verraten.
Manche Erkrankungen jedoch verlaufen keineswegs unter einem ein-
deutigen klinischen Bilde, wobei nicht etwa bloß die schleichenden,

sondern auch die akuten Erkrankungen in Betracht kommen können. Die akuten Erkrankungen erfordern aber insoferne eine besondere diagnostische Sorgfalt, als ein Übersehen oder eine Fehldiagnose schwerwiegende therapeutische Fehler und Schäden verursachen kann.

Die Erkrankungen der Harnorgane müssen insbesondere aber auch in jenen Fällen in den Bereich einer Differentialdiagnose einbezogen werden, in denen eine Erkrankung anderer Körperorgane festgestellt wurde, weil solche Erkrankungen mitunter von mehr oder weniger symptomenlos verlaufenden Erkrankungen der Harnorgane begleitet werden. Praktisch wird es dabei weniger in Betracht kommen, ob die Erkrankung der Harnorgane als eine Folge oder als die Ursache der nachweisbaren Krankheitssymptome aufzufassen ist. Deswegen soll zumindest in allen zweifelhaften Erkrankungsfällen sowie bei jenen Erkrankungen, welche leicht zu einer Erkrankung der Harnorgane Veranlassung geben, eine genaue Harnuntersuchung über den jeweiligen Zustand der Harnorgane Aufschluß geben.

Der renale Symptomenkomplex

a) Die Albuminurie. Das charakteristische Merkmal einer jeden nephritischen A. ist ihre Konstanz im Sinne einer Daueralbuminurie, wobei die A. zeitlich wesentlichen quantitativen Schwankungen unterliegen kann. Eine prozentuell hochgradige Albuminurie wird in erster Linie bei akuten Nephritiden, sowie bei der Nephrose, beobachtet, während geringgradige A. hauptsächlich bei den gutartigen Erkrankungen und bei den chronischen Nephritiden vorkommen.

Bei der nephritischen Albuminurie wird der Essigsäure fällbare Körper in der Regel vermißt. Er kann jedoch bei abklingenden Nephritiden beobachtet werden und deswegen unter Umständen als ein prognostisch günstiges Symptom betrachtet werden.

b) Das Harnsediment charakterisiert sich bei einer Nierenerkrankung durch die Anwesenheit renaler Elemente. Praktisch kann man dabei zwischen jenen Fällen unterscheiden, bei welchen im Sediment die roten Blutkörperchen überwiegen (haemorrhagische Form), sowie zwischen solchen, bei denen die anderen morphologischen Elemente (Zylinder, Leukozyten) überwiegen, die Erythrozyten dagegen vollständig fehlen. Ein reichliches Sediment findet sich in erster Linie bei den akuten Nephritiden, bei akuten Exazerbationen chronischer Prozesse, sowie bei der Nephrose. Dagegen wird ein spärliches Sediment bei den chronischen Erkrankungsformen zu finden sein, wobei die gutartigen Formen diagnostisch den malignen Erkrankungen gleichzustellen sind, so daß eine Differentialdiagnose in solchen Fällen nur durch die Begutachtung der anderen klinischen Symptome möglich sein wird.

c) Die Störungen der Nierenfunktion. — Die Funktionsstörung einer kranken Niere äußert sich in einer fehlenden oder verminderten Leistungsfähigkeit des Organs. Die verminderte Funktionstüchtigkeit kann sich schon bei einer gewöhnlichen Inanspruchnahme des Organs äußern, sie wird aber wesentlich deutlicher, sobald das Organ eine gesteigerte Arbeit leisten soll. Während eine gesunde und funktionstüchtige Niere sich einer gesteigerten Arbeitsleistung tadellos anzupassen vermag, mangelt einer in ihrer Funktion gestörten Niere diese Anpassungsfähigkeit vollkommen. Dieser Unterschied in der Arbeitsleistung wird zur Prüfung der Nierenfunktion diagnostisch verwertet, indem man aus dem Ergebnisse der Untersuchung zwischen einer funktionstüchtigen und einer in ihrer Funktion gestörten Niere unterscheiden kann. Die Funktionstüchtigkeit der Nieren ist für das Individuum selbstverständlich von der größten Bedeutung und deswegen können die Resultate einer Funktionsprüfung auch prognostisch verwendet werden.

In der Praxis wird die Nierenfunktion in erster Linie in bezug auf das Wasserausscheidungsvermögen der Nieren geprüft. Dabei wird die Niere entweder einer Belastungsprobe unterzogen (Verdünnungsversuch) oder die Wasserausscheidung während eines Durstzustandes des Organismus geprüft (Konzentrationsversuch). In der ersten Versuchsanordnung wird auf die Verdünnung des Harns, in der letzteren auf die Konzentration desselben geachtet.

Im Verdünnungsversuch wird die Harnausscheidung nach einer größeren Flüssigkeitsaufnahme durch eine bestimmte Zeit kontrolliert. Zu diesem Zweck erhält der Patient des Morgens zu Bett auf nüchternem Magen einen halben Liter Wasser per os, worauf er für die Versuchsdauer zu Bette bleibt. Nach der Wasseraufnahme muß er seinen Harn in regelmäßigen Zeitintervallen (10 bis 15 Minuten) entleeren. Die einzelnen Harnportionen werden auf ihre Menge und das spezifische Gewicht geprüft sowie am Schluß des Versuches, also nach zwei Stunden, die Gesamtharnmenge bestimmt.

Bei einer intakten Nierenfunktion hat in diesem Versuche die Diurese einen ganz charakteristischen Verlauf. Bereits 20 Minuten nach der Wasseraufnahme beginnt sie erheblich anzusteigen und erreicht ihr Maximum etwa am Ende der ersten Stunde. Darauf sinkt sie sehr rasch ab, so daß sie am Ende der zweiten Stunde fast zur Norm zurückkehrt. Die ausgeschiedene Gesamtharnmenge entspricht der aufgenommenen Flüssigkeitsmenge oder übertrifft dieselbe sogar. Entsprechend dieser vermehrten Diurese sinkt das spezifische Gewicht der einzelnen Harnportionen auf sehr geringe Zahlen, so daß auf der Höhe der Diurese ein spezifisches Gewicht von 1000 bis 1001 nicht zu den Seltenheiten gehört. Eine normale Niere vermag sich also der vermehrten Arbeitsleistung anzupassen und zeigt diese Fähigkeit durch die starke und steile Diurese, sowie durch eine restlose Elimination der aufgenommenen Flüssigkeitsmenge an.

Einen wesentlich anderen Verlauf nimmt die Diurese bei einer funktionsgestörten Niere. Bei ihr fehlt der rasche und steile Anstieg der Diurese nach der Wasseraufnahme, so daß die Diurese einen flachen Verlauf zeigt. Die ausgeschiedene Harnmenge bleibt gegenüber der aufgenommenen Flüssigkeitsmenge deswegen wesentlich zurück (250 bis 350 ccm). Der geringen Diurese entsprechend wird auch ein starkes Absinken des spezifischen Gewichts vermißt. Eine solche Niere vermag sich also nicht den Ansprüchen einer wesentlichen Belastung prompt anzupassen und manifestiert diesen Mangel in einer kaum vermehrten Diurese (Monotonie), sowie in einem geringen Absinken des spezifischen Gewichts (Fixation des spezifischen Gewichts: Isosthenurie, Hyposthenurie).

Im Konzentrationsversuch wird die Diurese und das Verhalten des spezifischen Gewichts nach einem längeren Durstzustande des Organismus (12 bis 18 Stunden) untersucht. Bei einer normal funktionierenden Niere ist unter solchen Umständen die Diurese wesentlich verringert, das spezifische Gewicht gleichzeitig wesentlich erhöht. Im Gegensatze dazu zeigt eine funktionstüchtige Niere keine wesentliche Verminderung der Diurese, sowie kein auffallendes Ansteigen des spezifischen Gewichts. Es besteht demnach auch im Konzentrationsversuch dieselbe wesentliche Differenz zwischen der Arbeit einer gesunden und in ihrer Funktion gestörten Niere, indem eine gesunde Niere eine Variabilität der Diurese und des spezifischen Gewichts, eine funktionsgestörte Niere dagegen eine Monotonie der beiden gegenüber der Harnbeschaffenheit bei einer normalen Beanspruchung der Nieren zeigt.

Die anatomischen Nierenveränderungen dürfen aber niemals mit der Funktionsstörung einer Niere verwechselt werden, weil beide voneinander unabhängig sein können. Einer anatomisch geschädigten Niere kann trotzdem noch ihre Funktion zumindest durch längere Zeit erhalten bleiben, so daß eine durch die Funktionsprüfung erwiesene Funktionsstörung nicht den Nachweis einer bestimmten Nierenerkrankung, sondern vielmehr einen Aufschluß über den jeweiligen Zustand der Nierenfunktion erbringt.

Der Nachweis der erhaltenen oder einer bereits geschädigten Nierenfunktion ist bei allen Nierenerkrankungen von der größten diagnostischen und prognostischen Bedeutung. Wiederholte Untersuchungen in dieser Richtung werden also nicht bloß einen Aufschluß über den momentanen Zustand, sondern auch über den Verlauf der Erkrankung, über ein stationäres Verhalten, eine Besserung oder eine Verschlimmerung geben können.

Die Bestimmung der Ausscheidungsverhältnisse der festen Harnbestandteile (NaCl,N) kommen praktisch weniger in Betracht, obwohl die Ausscheidung dieser Substanzen in der Pathologie der Nierenerkrankungen eine sehr wichtige Rolle spielt, indem eine verminderte Ausscheidung, beziehungsweise die gleichzeitig stattfindende Retention dieser Harnbestandteile im Körpergewebe die Ursache mancher schweren Schädigungen und Komplikationen ist (Ödeme, Urämie).

Der extrarenale Symptomenkomplex

Die extrarenalen Symptome einer Nierenerkrankung sind entweder durch die letztere direkt oder indirekt bedingt oder sie entstehen von dem Nierenprozesse unabhängig durch eine Miterkrankung anderer Körperorgane oder des Körpergewebes.

Unter den extrarenalen Symptomen verdienen in erster Linie jene Veränderungen eine besondere Beachtung, welche am Herzen und am Gefäßsystem entstehen. Solche Veränderungen können bei manchen Nierenerkrankungen fehlen, bei anderen Erkrankungen treten sie hingegen so ausgesprochen in den Vordergrund, daß sie das Krankheitsbild beherrschen oder wesentlich beeinflussen können.

Am Herzen ist die Hypertrophie des linken Ventrikels, sowie die Akzentuation des zweiten Aortentones in erster Linie zu beobachten. Nicht selten aber treten noch anderweitige Störungen in der normalen Herztätigkeit hinzu, die nicht immer leicht zu erkennen sind, dabei aber eine besondere diagnostische und prognostische Bedeutung haben. In diese Gruppe gehören insbesondere die Insuffizienzerscheinungen des Herzens, welche den Verlauf mancher Nierenerkrankung wesentlich beeinflussen. Die Insuffizienzerscheinungen werden nicht selten durch die nephritischen Krankheitssymptome verdeckt, sie lassen sich trotzdem auf Grund einer exakten Analyse der Krankheitssymptome rechtzeitig entdecken. Die Insuffizienz des linken Ventrikels wird sich in erster Linie durch das Auftreten von Ödemen erkennen lassen, wobei die Ödeme im Gegensatz zu den nephritischen Ödemen einen kardialen Charakter annehmen (Lokalisation und Abhängigkeit der Ödeme von den Zirkulationsverhältnissen), es kommt ferner zu Stauungserscheinungen in verschiedenen Organen (Leber, Milz, Pleurahöhlen usw.), sowie zur Ausscheidung eines Stauungsharns (Oligurie mit einem abnorm hohen spezifischen Gewicht). Die Insuffizienz des rechten Ventrikels wird sich durch eine Dilatation dieses Herzabschnittes, sowie durch die Stauungserscheinungen im kleinen Kreislauf (Dyspnoe, Zyanose) erkennen lassen. Es soll hervorgehoben werden, daß die Insuffizienzerscheinungen auch bei einem erhöhten Blutdruck auftreten können, so daß ein erhöhter Blutdruck eine Insuffizienz keineswegs ausschließt. Der rechtzeitige Nachweis einer Herzinsuffizienz hat eine große prognostische und therapeutiche Bedeutung und es muß deswegen der Herzbefund sowohl bei den akuten als auch bei den chronischen Nierenerkrankungen genau beobachtet werden.

Am Gefäßsystem äußern sich die Veränderungen hauptsächlich in einem erhöhten Gefäßtonus (Hypertonie). Derselbe kann bereits bei akuten Nierenerkrankungen auftreten, kommt jedoch viel häufiger bei den chronischen Erkrankungen zur Beobachtung. Die Ursache der Hypertonie ist bisher noch nicht geklärt. Keineswegs ist sie auf lokale Zirkulationshindernisse in den Nieren zurückzuführen, sondern hat ihre Begründung vielmehr in einem allgemein erhöhten Gefäßtonus, welcher von der lokalen Nierenveränderung unabhängig ist. Das Verhalten des Gefäßtonus, beziehungsweise die Hypertonie ist bei jeder Nierenerkrankung sowohl diagnostisch als auch prognostisch von größter Bedeutung.

Das Ödem des Nephritikers ist in seinem Wesen bisher gleichfalls noch nicht vollständig aufgeklärt. Die Ödeme entstehen durch eine Retention von Kochsalz und Wasser im Körpergewebe. Die Ursache dieser Retention ist aber nicht in einer verminderten Ausscheidung dieser Stoffe aus den Nieren, d. h. in einer gestörten Nierentätigkeit zu erblicken; die Retention wird vielmehr dadurch verursacht, daß das Körpergewebe, als „Vorniere" oder „extrarenaler Faktor", eine Schädigung erfahren hat, welche zu einer Anhäufung von Kochsalz in dem Gewebe und damit sekundär zu einer Retention von Wasser in dem Gewebe führt. Dadurch entsteht die Ödembereitschaft des nephritischen Körpers einerseits und das Ödem anderseits. Beide können demnach auch bei einer gut erhaltenen Nierentätigkeit beobachtet werden. Die Ödembereitschaft und das Ödem werden besonders bei jenen Nierenerkrankungen auftreten, bei denen das Körpergewebe eine stärkere Schädigung erfährt; sie werden nicht selten bei einer schweren anatomischen Veränderung der Nieren vollständig fehlen können, solange das Körpergewebe keine schwere Schädigung erfahren hat.

Selbstverständlich werden aber Ödeme auch aus anderen Gründen entstehen können, und dabei der Zustand des Herzens eine wesentliche Rolle spielen. Eine Herzschwäche wird im Verlaufe einer Nierenerkrankung gleichfalls zu Ödemen führen, dieselben aber den Charakter der kardialen Ödeme annehmen.

Die Ödembereitschaft sowie die Ödeme sind eines der wichtigsten Kapitel in der Pathologie und Klinik der Nierenkrankheiten und spielen insbesondere bei der Prognose und Therapie eine wichtige Rolle.

3. Die Prognostik der Nierenerkrankungen

Die Unklarheit. welche bisher noch über die Deutung der verschiedenen Krankheitsformen, sowie über das Wesen mancher Krankheitserscheinungen besteht, macht es erklärlich, daß die Prognostik der Nierenkrankheiten zu den schwierigsten und recht wenig befriedigenden Kapiteln dieser Erkrankungen gehört.

Die Prognostik hat sich auf die Beurteilung der verschiedenen, akut einsetzenden und lebensbedrohenden Gefahren und Komplikationen einerseits, sowie auf die Voraussage des zu erwartenden Krankheitsverlaufes anderseits zu erstrecken. In letzter Hinsicht stellen die Nierenerkrankungen an die Prognostik ganz andere Anforderungen als die meisten Erkrankungen des Kindesalters. — Der wesentliche Unterschied gegenüber den letzteren ergibt sich daraus, daß die Nierenerkrankungen, obwohl sie in der Regel durch eine einmalige Toxinschädigung entstehen, deren fortgesetzte Bildung im Körper nicht wahrscheinlich ist, trotzdem eine ausgesprochene Neigung zu einem chronischen, d. h. irreparablen oder progredienten Verlauf zeigen. Die Ursachen dieses eigentümlichen Verhaltens sind bisher noch unbekannt, müssen aber trotzdem bei der Prognose der Nierenerkrankungen besonders berücksichtigt werden.

Die Prognostik wird aber noch durch andere, bisher gleichfalls ungeklärte Momente wesentlich erschwert. Hier spielt der Einfluß der ererbten Disposition und der abnormen Körperkonstitution auf den Charakter und Verlauf einer Nierenkrankheit eine besondere Rolle.

Aus diesem Grunde müssen diese hereditären Momente in jedem Einzelfalle durch eine genaue Anamnese und klinische Untersuchung erhoben werden.

Wesentlich erschwert wird die Prognostik in vielen Fällen durch den Umstand, daß ein Zweifel über das eigentliche Wesen der Erkrankung herrscht. Insbesondere kann es oft zweifelhaft sein, ob die zur Beobachtung kommende Erkrankung als eine akute oder aber als eine Rezidive eines bereits früher bestandenen Prozesses angesehen werden soll. In solchen Fällen wird mitunter auch eine genaue Anamnese keinen befriedigenden Aufschluß geben können, so daß die Prognosestellung zumindest für einige Zeit zweifelhaft oder gar unsicher gemacht wird.

Bei der Prognose einer Nierenerkrankung werden selbstverständlich neben der Beurteilung der klinischen Symptome auch die Ergebnisse aller anderen Untersuchungsmethoden (Diurese, Harnsediment, Nierenfunktion usw.) herangezogen werden müssen. Wenn die Ergebnisse aller dieser Befunde richtig zusammengefaßt und erfaßt werden, so werden sich daraus stets wichtige, prognostische Schlüsse ergeben.

Die Ätiologie spielt bei der Prognose der Nierenerkrankuugen eine wichtige Rolle. Die Erfahrung lehrt, daß viele Nierenerkrankungen, die aus bestimmten Ursachen entstehen, von vornherein eine relativ günstigere Prognose geben als Erkrankungen, welche eine andere, entweder bekannte oder unbekannte Ätiologie haben. So geben z. B. Scharlachnephritiden in bezug auf eine zu erhoffende Heilung eine relativ günstigere Prognose als etwa Nierenentzündungen, die durch andere Infektionen entstehen. Die letzteren nehmen viel häufiger einen atypischen oder protrahierten Verlauf, so daß sich ihre Prognose zumindest wesentlich zweifelhafter gestaltet. Unter diesen ungünstigen ätiologischen Momenten spielen die verschiedenartigen Infektionen der Tonsillen und des Nasenrachenraums eine hervorragende Rolle. Dabei sind in solchen Fällen nicht immer schwere oder akute Veränderungen der genannten Organe nachweisbar, sondern der Krankheitsprozeß verläuft vielmehr verborgen und schleichend (chronische Tonsillitis oder Peritonsillitis, Pharyngitis). Als weitere ätiologische Faktoren vieler Nierenerkrankungen sind ferner insbesondere schwere Darmerkrankungen sowie Intoxikationen und Toxikosen besonders im Säuglingsalter zu erwähnen, sowie Infektionen der Hautdecken (Impetigo, Furunkulose usw.) und medikamentöse Intoxikationen hervorzuheben.

Die Diurese und ihr Verhalten im Verlaufe einer Nephritis ist von einer wesentlichen Bedeutung für die Prognostik. Eine günstige und genügende Diurese kann in der überwiegenden Mehrzahl der Fälle als Zeichen einer relativ leichten oder gutartigen Erkrankung aufgefaßt werden, umsomehr als sie das plötzliche Einsetzen schwerer Komplikationen unwahrscheinlich macht.

Eine Oligurie kann relativ häufig zur Zeit eines akuten Einsetzens einer Nephritis oder einer akuten Exazerbation eines chronischen Krankheitsprozesses beobachtet werden. Prognostisch ist, insbesondere in den ersteren Fällen, die Oligurie nach ihrer Intensität sowie nach ihrer Hartnäckigkeit oder Beeinflußbarkeit durch therapeutische Maßregeln, sowie endlich nach den durch sie hervorgerufenen oder begünstigten Allgemeinerscheinungen zu beurteilen.

Von einer großen prognostischen Bedeutung ist das Verhalten der Diurese bei den chronischen Nephritiden, weil eine veränderte Diurese in solchen Fällen stets auf eine schwere Veränderung in den Nieren oder dem Gesamtorganismus hinweist. Insbesondere ist bei den kindlichen Nephritiden die Oligurie genau zu beobachten und prognostisch zu verwerten und dabei die Neigung zu Ödembildung zu beachten.

Bei bestehenden Ödemen ist aber eine gleichzeitige Oligurie oder Anurie weniger als die Ursache, vielmehr als die Folgeerscheinung der Ödeme anzusehen. Die Ödeme entstehen in solchen Fällen nicht durch ein vermindertes Wasserausscheidungsvermögen der Nieren als vielmehr dadurch, daß der Salz- und Wasserstoffwechsel in dem erkrankten Körpergewebe geschädigt wird. Dadurch gelangt weniger Wasser in den Kreislauf und damit in die Nieren, wodurch dann sekundär eine Oligurie oder eine Anurie zustande kommt.

Jede mit einer Oligurie, Anurie und Ödemen einsetzende Nierenerkrankung ist prognostisch ungünstiger aufzufassen, insbesondere dann, wenn dieselbe hartnäckig durch längere Zeit bestehen bleibt. Trotzdem können aber auch solche Fälle einen relativ gutartigen Charakter haben und bereits nach kurzer Zeit in eine Heilung übergehen.

Eine Polyurie wird häufig nach einer vorausgegangenen Oligurie beobachtet, insbesondere dann, wenn bestehende Ödeme zur Rückbildung kommen. Eine Polyurie wird häufig auch bei bestimmten Formen der chronischen Nierenerkrankungen beobachtet (Schrumpfniere). In diesem Falle ist die Polyurie durch eine Insuffizienzerscheinung der Nierentätigkeit zu erklären, indem die Niere den Harn nicht entsprechend zu konzentrieren vermag.

Eine Veränderung der Diurese kann aber selbstverständlich auch aus anderen Ursachen entstehen. Insbesondere wird die Diurese in manchen Fällen von der Funktionstüchtigkeit des Herzens abhängig sein. Eine Erlahmung der Herzkraft wird z. B. eine verminderte Harnausscheidung nach sich ziehen, wobei der Harn, im Gegensatz zu den rein renalen Oligurien, den Charakter eines Stauungsharn (abnorm hohes spezifisches Gewicht) annimmt.

Die Albuminurie ist prognostisch nur insoferne in einem sehr beschränkten Maße verwertbar, als sie differentialdiagnostisch eine Trennung der einzelnen Krankheitsgruppen ermöglicht. Auf Grund des quantitativen Ausmaßes der Albuminurie allein ist eine Prognose niemals zulässig, weil einerseits viele prognostisch günstige Nierenerkrankungen mit einer starken Albuminurie einhergehen, anderseits aber ungünstige Fälle häufig eine nur geringe Albuminurie zeigen. Auch die quantitativen Schwankungen der Albuminurie, wie sie im Verlaufe der Erkrankung bei jedem Falle beobachtet werden können, dürfen allein niemals prognostisch beurteilt werden, weil eine Verminderung der Albuminurie an sich noch keineswegs als ein prognostisch günstiges Zeichen aufgefaßt werden darf. Die Albuminurie darf deswegen nur im Zusammenhang mit den anderen klinischen Erscheinungen gewertet werden. Zeigen die letzteren eine Besserung oder wenigstens ein Fehlen schwererer Veränderungen oder Komplikationen, so kann die Verminderung der Albuminurie als ein Abklingen des Krankheitsprozesses und damit als ein prognostisch günstiges Zeichen aufgefaßt werden. Werden hingegen zugleich mit einer Eiweißabnahme ernstere Symptome beobachtet, so insbesondere eine Herzhypertrophie, ein gesteigerter Gefäßtonus oder gar eine stärkere Ödembildung, so kann die verminderte Albuminurie eher ein Symptom einer Verschlimmerung des Leidens sein (chronische Nephritis).

Der Eiweißverlust als solcher spielt bei der Nephritis prognostisch insoferne keine Rolle, als derselbe die Kinder auch bei hochgradigen Albuminurien nicht wesentlich schädigt. Daß nephritische Kinder in den meisten Fällen trotzdem auffallend blaß aussehen, ist nicht so sehr auf den Eiweißverlust als vielmehr auf jene begleitenden Störungen zurückzuführen, welche der Organismus bei den Nierenerkrankungen erleidet.

Die Hämaturie kann prognostisch insofern verwertet werden, als die Erfahrung lehrt, daß Nephritiden, welche mit einer starken Hämaturie einsetzen und einhergehen, viel häufiger einen günstigen

Verlauf nehmen als jene Fälle, welche ohne Hämaturie einsetzen und verlaufen. Die Ursache ist darin gelegen, daß eine Hämaturie hauptsächlich bei jenen Nierenerkrankungen aufzutreten pflegt, welche sich am Gefäßapparat (Glomerulus) abspielen, während die nicht hämaturischen Fälle hauptsächlich einen nephrotischen Ursprung haben. Die vaskulären Erkrankungen geben aber auf alle Fälle eine günstigere Prognose als die tubulären (nephrotischen) Erkrankungen.

Der Blutverlust spielt bei einer Hämaturie prognostisch keine wesentliche Rolle, weil der tatsächliche Blutverlust auch bei starken Hämaturien relativ gering ist (tinktoriell bestimmt etwa 10 bis 20 Tropfen Blut im Tag).

Selbstverständlich hängt die Prognose der hämorrhagischen Formen in erster Linie davon ab, ob die Hämaturie die Folge einer akuten Erkrankung oder eines Rezidivs eines bereits älteren Prozesses ist. Selbstverständlich muß bei jeder Hämaturie die Ursache der Blutung nachgewiesen werden, weil eine Hämaturie auch durch andere, prognostisch wesentlich ungünstigere Erkrankungen hervorgerufen werden kann (Nierentuberkulose, Blasentuberkulose, Hypernephrome).

Das Sediment. Bei der Hämaturie wurde bereits erwähnt, daß dieselbe prognostisch einen relativ günstigen Ausblick gestattet, insbesondere dann, wenn es sich um akute Erkrankungen handelt, deren Ätiologie allein schon eine relativ günstige Prognose gestattet (Scharlachnephritis). Der Nachweis reichlicher renaler Elemente spricht für einen akuten Prozeß oder für eine akute Exazerbation eines chronischen Prozesses, während ein spärliches Sediment hauptsächlich bei den chronischen Erkrankungen beobachtet wird. Unter den letzteren bilden die Nephrosen insofern eine Ausnahme, als bei ihnen, neben dem sehr hohen Eiweißgehalt, ein reichliches Sediment, überwiegend Epithelzylinder und zellige Elemente vorhanden sind, welche außerdem eine eigentümliche chemische Konstitution zeigen (lipoide Degeneration).

Die kardialen Symptome und der Gefäßtonus können prognostisch nur im Zusammenhang mit dem gesamten klinischen Bilde verwertet werden, weil ein positiver oder negativer Befund am Zirkulationsapparat für sich allein keine prognostischen Schlüsse erlaubt. Ein negativer Befund wird nur dann als günstig betrachtet werden können, wenn sowohl das Krankheitsbild ein günstiges ist, als auch die Nierenfunktion sich als normal erweist. Diese Bedingungen vorausgesetzt, wird ein negativer Befund sowohl bei einer akuten Nephritis als auch bei chronischen Erkrankungen prognostisch günstig zu werten sein, während ein positiver Befund stets eine relativ schwere Erkrankungsform vermuten läßt. Umgekehrt muß aber ein positiver Befund keineswegs immer an sich ungünstig beurteilt werden, weil die nachweisbaren Veränderungen keine bedrohlichen Komplikationen bedeuten, vielmehr zum Charakter der Erkrankung gehören und nicht selten sogar zur Hintanhaltung schwerer Komplikationen notwendig und wichtig sind. So ist z. B. zur Erhaltung einer genügenden Nierentätigkeit bei der Schrumpfniere die Herzhypertrophie und der erhöhte Gefäßtonus unbedingt notwendig und ihr günstiger Einfluß wird sich auch in einer Polyurie, in der Verhinderung der Ödeme sowie in einer mehr oder weniger gut erhaltenen Nierenfunktion äußern. In diesen Fällen wird weit eher ein negativer Befund am Zirkulationsapparat als prognostisch ungünstig gewertet werden können und einen schädigenden Einfluß auch tatsächlich ausüben (Oligurie, Ödeme, Funktionsstörungen der Nieren).

Die ungünstigste Prognose werden jene Fälle geben, bei denen eine Erlahmung der Herzkraft in Erscheinung tritt. Die Insuffizienzerscheinungen des Herzens werden sich in solchen Fällen durch das Auftreten von kardialen Symptomen zum klinischen Bilde des Nephritis erkennen lassen (Stauungserscheinungen im großen und kleinen Kreislauf, Stauungsharn).

Bei allen Nephritiden kommt prognostisch sehr wesentlich jener zerebrale Symptomenkomplex in Betracht, welchen man mit dem Namen der Urämie, sowie der Krampfurämie oder Eklampsie bezeichnet. Beide bedeuten schwere, oft lebensbedrohende Komplikationen, die jederzeit im Verlaufe einer Nephritis auftreten können und die Prognose dieser Erkrankung wesentlich erschweren.

Die Urämie beginnt und verläuft in den meisten Fällen schleichend. Ihre ersten Symptome sind nicht immer charakteristisch. Die Patienten klagen über ein Mattigkeitsgefühl, Appetitlosigkeit und Ekelgefühl bei der Nahrungsaufnahme, zu denen sich alsbald heftige Kopfschmerzen, Brechreiz, sowie nicht selten ein hartnäckiger Singultus und Diarrhöen gesellen. Dieser Zustand kann sich in manchen Fällen zurückbilden, während sich in anderen daran das Stadium der Bewußtlosigkeit, das oft mit einem Cheyne-Stokes-Atmung verbunden ist, oder schwere Allgemeinkrämpfe der Körpers anschließen. In beiden letzterwähnten Stadien der Urämie kann rasch der Tod eintreten.

Die Urämie ist als die Folgeerscheinung einer Vergiftung des Gesamtorganismus aufzufassen, deren Ursache in einer ungenügenden

Nierenfunktion gelegen ist. Die Vergiftung wird hauptsächlich durch eine Retention und Anhäufung von Harnstoff (Reststickstoff) im Blute verursacht.

Die Krampfurämie oder Eklampsie charakterisiert sich durch plötzlich einsetzende Krämpfe und Bewußtlosigkeit, in welcher der Tod ebenfalls sehr rasch eintreten kann.

Die Krampfurämie ist in der Regel mit einem stark erhöhten Blutdruck verbunden.

Die Ursache der Krampfurämie ist bisher noch nicht vollständig geklärt. Keinesfalls ist sie auf eine Vergiftung des Organismus oder auf eine insuffiziente Nierentätigkeit zurückzuführen, wie etwa die Urämie. Die Ursache ist vielmehr in einem Krampfzustand der Gefäße des Zentralnervensystems, sowie in einer konsekutiven Hirnanämie und in einem stark erhöhten Hirndruck zu erblicken.

Die scharfe Trennung der Urämie und der Krampfurämie ist besonders aus therapeutischen Gründen außerordentlich wichtig, weil beide Zustände eine gesonderte und verschiedenartige Therapie beanspruchen.

B. BESONDERER TEIL

Die Nierenerkrankungen im Kindesalter können klinisch eingeteilt werden in akute und in chronische Formen. Man unterscheidet dementsprechend zwischen den akuten und den chronischen Nephritiden*).

Die akuten Nephritiden sind fast ausschließlich als vaskuläre Erkrankungen aufzufassen (Glomerulonephritis). Auch ein großer Teil der chronischen Nephritiden verläuft unter dem Bilde einer rein vaskulären Erkrankung (chronische Glomerulonephritis); während andere Formen eine mehr oder weniger ausgesprochene tubuläre Erkrankung darstellen (Nephrose) oder zumindest eine parenchymatöse Mitbeteiligung, d. h. eine nephrotische Komplikation aufweisen (chronische Nephritiden mit nephrotischem Einschlag).

Der Hauptrepräsentant der akuten Nephritis ist demnach die akute Glomerulonephritis, während sich die chronische Nephritis, in die Paedonephritis, die eigentliche chronische Nephritis und die Nephrose trennen läßt.

---

*) Obwohl der Krankheitsprozeß in der Regel beide Nieren gleichmäßig befällt (diffuse Nephritis), so gibt es zweifellos auch Fälle, bei denen sich der Krankheitsprozeß entweder auf eine Niere oder auf zirkumskripte Anteile in beiden Nieren beschränkt (herdförmige Nephritis).

Wir unterscheiden demnach zwischen einer:

1. Akuten Nephritis (Glomerulonephritis).

2. Chronischen Nephritis (Paedonephritis, chronische Nephritis, Schrumpfniere).

3. Nephrose.

1. Die akute Nephritis (Glomerulonephritis)

Die Symptome dieser Erkrankung sind in den meisten Fällen so klar, daß die Diagnose leicht zu stellen ist, um so mehr, als häufig bestimmte ätiologische Momente bereits diese Erkrankung erwarten lassen und damit eine frühzeitige Diagnose ermöglichen (Scharlach). In vielen Fällen setzt die akute Nephritis mit stürmischen und charakteristischen Symptomen ein, so daß die Diagnose dadurch gleichfalls leicht gestellt werden kann. In manchen Fällen aber wird die Diagnose nur durch eine genaue Analyse des klinischen Bildes ermöglicht. Dies gilt insbesondere von jenen Nephritiden, welche mit Erkrankungen anderer Organe kompliziert sind. In diese Gruppe gehören in erster Linie schwere Darmerkrankungen und Intoxikationen der Säuglinge, die verschiedenartigen bakteriellen Infektionen der Tonsillen und der Hautdecken, sowie die medikamentösen Intoxikationen. In solchen Fällen beherrschen die Symptome der letztgenannten Erkrankungen mitunter das Krankheitsbild, so daß die Anzeichen der Nierenerkrankung dadurch verschleiert werden. Aus diesem Grunde soll sich der Arzt auch in solchen Fällen durch eine Harnuntersuchung über den Zustand der Niere orientieren, damit er nicht eine Komplikation von dieser Seite übersieht und durch plötzlich einsetzende schwere nephritische Erscheinungen überrascht wird.

Die Symptome der akuten Nephritis erklären sich zum Teil durch die anatomische Veränderung der Nieren, sowie auch durch die Schädigungen, welche der Gesamtorganismus dabei erleidet. Die Erkrankung der Niere äußert sich in erster Linie durch eine charakteristische Veränderung der Harnbeschaffenheit. Das konstanteste Symptom ist die Albuminurie, die eine konstante und zumeist auch eine hochgradige ist. In vielen Fällen besteht eine Hämaturie, die sehr häufig schon makroskopisch durch die (fleischrote, blutrote oder rotbraune) Verfärbung des Harns zu erkennen ist. In vielen Fällen, zumeist bei den schweren Erkrankungen, zeigt die Diurese eine deutliche Verminderung (Oligurie), die sich bis zu einer Anurie steigern kann.

Zugleich mit diesen Harnveränderungen treten jene klinischen Krankheitssymptome auf, welche durch die Miterkrankung des Gesamtorganismus und deren Folgeerscheinungen verursacht werden. Die Kinder fiebern meist, sie werden auffallend blaß, appetitlos, klagen über Kopfschmerzen, Schmerzen in der Nierengegend, sie leiden oft unter einem starken Brechreiz oder einem hartnäckigem Erbrechen. Schon in diesem ersten Stadium der Erkrankung erscheint das Gesicht der Kranken leicht gedunsen, der Körper leicht ödematös (Gewichtszunahme). In vielen Fällen kann es bei diesen relativ leichten Symptomen verbleiben; dieselben können sich auch sehr rasch wieder vollständig zurückbilden, so daß bereits in wenigen Tagen eine vollständige Heilung erfolgt. Andere Fälle dagegen zeigen schon zu Beginn der Erkrankung schwere Krankheitssymptome oder bekommen durch gefahrdrohende Komplikationen ganz plötzlich einen gefährlichen Charakter. Unter den gefahrdrohenden Symptomen ist in erster Linie die hartnäckige Oligurie, schwere Magendarmerscheinungen (Erbrechen und Diarrhöen), Ödeme, sowie die zerebralen Erscheinungen (Kopfschmerzen, Singultus, Somnolenz, Unruhe, Jaktationen) und endlich die Urämie und Krampfurämie (Eklampsie) zu erwähnen. In den schwersten Fällen kann es in kürzester Zeit infolge einer dieser Komplikationen oder infolge einer Erlahmung der Herzkraft (Dyspnoe, Zyanose, Hydrothorax) zum Exitus kommen. Trotzdem kann auch bei diesen schwersten Fällen eine Heilung erhofft werden, insbesondere dann, wenn eine richtige Therapie zur Zeit einsetzt.

Jedoch droht bei jeder akuten Nephritis neben der akuten Lebensgefahr noch ein anderes Gefahrsmoment, gegen das leider unsere therapeutischen Maßregeln wenig nützen. Jede akute Nephritis, wobei auch die leichten Erkrankungsfälle keine Ausnahme bilden, birgt die Gefahr eines chronischen Krankheitsverlaufes in sich, deren endgültiger Ausgang zumindest zweifelhaft ist.

Die Prognose einer akuten Nephritis richtet sich in erster Linie nach der Schwere der Erkrankung. In den leichten Fällen fehlen in erster Linie die bedrohlichen Initialerscheinungen (zerebrale oder gastrointestinale Erscheinungen, Anurie), sowie im weiteren Verlaufe der Erkrankung schwere Herzveränderungen (Hypertrophie) und Blutdruckveränderungen (Hypertonie) und stärkere oder hartnäckige Ödeme. Die Diurese ist eine relativ günstige, die Nierenfunktion gut erhalten· In den schweren Fällen treten neben schweren Initialerscheinungen alsbald auch Herz- und Gefäßveränderungen oder hartnäckige Ödeme auf.. Die Diurese ist erheblich gestört, indem eine hartnäckige Oligurie einsetzt; die Nierenfunktion ist oft wesentlich geschädigt und äußert sich im Versuche durch eine Monotonie der Diurese und in einer Fixation des spezifischen Gewichtes. Die Kochsalzausscheidung ist wesentlich vermindert und begünstigt dadurch die Ödembildung. Selbstverständlich werden aber bei der akuten Nephritis auch die extrarenalen Faktoren (nephrotischer Einschlag), sowie schwere sekundäre Folgeerscheinungen an anderen Organen (Herzinsuffizienz) die Prognose immer wesentlich ernster gestalten.

Als ein prognostisch relativ günstiges Zeichen ist eine ausgesprochene Hämaturie sowie eine relativ geringgradige Albuminurie zu betrachten, während die ohne eine Hämaturie und mit einer starken Albuminurie einsetzenden akuten Erkrankungen in bezug auf den Krankheitsverlauf eine wesentlich zweifelhaftere Prognose ergeben.

Von der allergrößten Bedeutung ist in der Praxis selbstverständlich die Entscheidung, in welchen Fällen, das heißt bei welchem Krankheitsverlaufe und nach welcher Zeit noch eine vollständige Heilung einer akuten Nephritis erwartet werden darf. In dieser Beziehung gibt es weder bei den leichten noch bei den schweren Erkrankungen sichere Kriterien, weil in beiden Fällen sowohl eine rasche Heilung als auch ein chronischer Verlauf oder Ausgang der Erkrankung möglich ist. Auch die Dauer der Erkrankung gibt diesbezüglich keine sicheren Anhaltspunkte, weil eine Heilung noch nach Jahren erfolgen kann. Eine relativ gute Prognose geben jene Fälle, in denen im Beginn der Erkrankung weder eine Herzhypertrophie noch eine Gefäßspannung entsteht, sowie keine stärkeren, insbesondere aber hartnäckigen Ödeme auftreten. Auch das Ausbleiben von akuten Exazerbationen wird als ein günstiges prognostisches Zeichen angesehen werden können. Hingegen werden jene Fälle, welche eine stärkere Alteration des Herzens, insbesondere Insuffizienzerscheinungen, eine ungünstige Diurese und Nierenfunktion sowie hartnäckige Ödeme zeigen, prognostisch ernst aufgefaßt werden müssen. Zweifellos spielt bei dem Ausgang einer akuten Nephritis die hereditäre Belastung, respektive die Disposition eine wesentliche Rolle. Dieser Faktor erklärt nicht selten die Neigung zu dieser Erkrankung, sowie insbesondere auch deren atypischen Verlauf. Deswegen sieht man eine ungünstige Wendung einer Nephritis insbesondere bei jenen Kindern, welche aus Nephritikerfamilien stammen.

Sehr wichtig ist in der Praxis die Entscheidung, bis zu welchem Momente man einen Krankheitsprozeß trotz einer längeren Dauer, noch als einen akuten betrachten darf und wann derselbe als ein bereits chronischer beurteilt werden muß. Hier wird die persönliche Erfahrung wesentlich entscheiden. In der Regel kann eine Erkrankung dann als eine chronische angesehen werden, wenn sich zum Krankheitsbilde jene Symptome hinzugesellen, welche für die chronische Nephritis charakteristisch sind (Herzhypertrophie, Blutsteigerung, Änderung der Diurese und der Nierenfunktion).

2. Die chronische Nephritis

Die chronische Nephritis kommt im Kindesalter relativ häufig zur Beobachtung. Sie unterscheidet sich jedoch in vielen Fällen wesentlich von den gleichen Erkrankungen des Erwachsenen dadurch, daß sie eine relative Benignität sowohl in bezug auf den klinischen Verlauf als auch auf die Wahrscheinlichkeit einer Heilung zeigt. Anderseits gibt es aber Fälle, welche bereits im Beginn der Erkrankung oder im späteren Verlauf eine Malignität aufweisen, keine Heilungstendenz zeigen und damit den Charakter der chronischen Nephritiden des Erwachsenen annehmen. Deswegen ist im Kindesalter die Trennung der chronischen Nephritiden in leichte und schwere Formen praktisch von besonderer Wichtigkeit. Die gutartigen Formen werden mit dem Namen der Paedonephritis, die malignen Formen dagegen als echte chronische Nephritis bezeichnet.

Die Paedonephritis kommt bereits bei ganz jungen Kindern, im zweiten bis vierten Lebensjahr, viel häufiger jedoch im späteren Kindesalter zur Beobachtung. Ihre klinischen Symptome beschränken sich fast ausschließlich auf eine geringgradige Albuminurie, sowie auf ein spärliches Harnsediment, das aus vereinzelten Nierenelementen, Zylindern und Erythrozyten besteht. Andere subjektive oder objektive Erscheinungen fehlen fast regelmäßig, insbesondere werden niemals Veränderungen am Herzen und am Gefäßsystem, Funktionsstörungen der Nieren oder Ödeme beobachtet. Bemerkenswert ist auch die Beobachtung, daß manche Paedonephritiden unter dem Bilde einer orthostatisch-lordotischen Albuminurie oder unter dem Bilde der im früheren Kapitel erwähnten funktionellen Nephritis verlaufen können.

Die Paedonephritis geht in der Mehrzahl der Fälle in eine Heilung über, der unter Umständen allerdings eine jahrelange Krankheitsdauer vorausgeht. Seltener ist der Übergang in eine echte chronische

Nephritis zu beobachten. Wegen der letzteren Möglichkeit aber muß die Prognose der Paedonephritis in manchen Fällen zumindest zweifelhaft gestellt werden.

Die chronische Nephritis zeigt im allgemeinen ähnliche Erscheinungen wie die chronische Nephritis der Erwachsenen. Die Kinder sind auffallend blaß, klagen häufig über Mattigkeit, Appetitlosigkeit, Schmerzen in der Herzgegend, Herzklopfen und Kurzatmigkeit. Zu diesen Erscheinungen gesellen sich mitunter Magendarmerscheinungen schwerer Natur. Stärkere Ödeme sind zwar seltener und meist nur in den schwersten Fällen zu beobachten, jedoch können wiederholt flüchtige Ödeme des Gesichtes und am Körper auch bei leichteren Erkrankungen beobachtet werden. Daneben gibt es Fälle, bei denen trotz eines jahrelangen Bestandes der Erkrankung nur geringe subjektive Beschwerden zu beobachten sind, bis sich das Krankheitsbild plötzlich wesentlich verschlimmert.

Die Diagnose der chronischen Nephritis, sowie ihre Trennung von der Paedonephritis kann nur durch eine exakte Untersuchung erfolgen. — Die Diurese zeigt häufig eine Polyurie sowie ein relativ niedriges spezifisches Gewicht des Harnes. Die Nierenfunktion ist in den leichten Fällen eine normale, in den schweren dagegen deutlich gestört. Die Albuminurie ist in der Regel nur gering ($^1/_4$ bis $1^0/_{00}$), das Sediment spärlich, aus Zylindern, Leukozyten und Erythrozyten bestehend. Von besonderer Wichtigkeit sind die Veränderungen am Herzen, welche sich in einer deutlichen Hypertrophie des linken Ventrikels, sowie in einem erhöhten Gefäßtonus (130 bis 140 mm Riva-Rocci) äußern.

Die Prognose der chronischen Nephritis ist auch im Kindesalter eine ernste, jedoch können in seltenen Fällen auch vollständige Heilungen beobachtet werden. Schwere Herzveränderungen, eine Neigung zu Rezidiven, sowie eine stärkere Ödemneigung müßten prognostisch immer besonders ungünstig beurteilt werden.

Besonders wichtig erscheint die richtige Beurteilung der akuten Nachschübe im Verlaufe einer chronischen Nephritis. Dieselben treten in der Regel unter dem Bilde einer akuten Glomerulonephritis auf. Durch solche Rezidiven wird nicht bloß das Grundleiden wesentlich ungünstig beeinflußt, sondern die Nachschübe werden in Unkenntnis des Grundleidens sehr leicht als ein frischer Krankheitsprozeß imponieren und damit der chronische Krankheitsprozeß übersehen. Deswegen muß bei den Erscheinungen einer akuten Glomerulonephritis stets an die Möglichkeit einer Kombination mit einer chronischen Nephritis gedacht werden, insbesondere in jenen Fällen, in denen bestimmte Initialerscheinungen, eine Herzhypertrophie und Hypertonie, Retinitis albuminurica oder ein auffallend langwieriger Verlauf den Verdacht auf eine bereits bestehende chronische Erkrankung erwecken.

Bei der chronischen Nephritis müssen die Rückfälle in Form von Rezidiven auch prognostisch beachtet werden. Dieselben äußern sich klinisch in der Regel durch eine Verschlimmerung des Allgemeinbefindens, durch eine plötzlich einsetzende Oligurie, oft durch eine Hämaturie, sowie durch das Auftreten von Ödemen. Nicht selten gehen solche Rezidiven zugleich mit schweren zerebralen oder intestinalen Erscheinungen einher.

Die maligne Form der chronischen Nephritis kommt im Kindesalter relativ selten zur Beobachtung. Dieselbe charakterisiert sich in der Regel durch hartnäckige Ödeme und schwere Funktionsstörungen der Nieren, welche sich im Versuch durch die Monotonie der Diurese und die Fixation des spezifischen Gewichtes (Hyposthenurie) äußert. In diesen Fällen kann das Fehlen einer kompensierenden Blutdrucksteigerung als ein besonders ungünstiges Symptom aufgefaßt werden.

Die sekundäre Schrumpfniere kommt im Kindesalter nur selten zur Beobachtung. Sie entwickelt sich in der Regel im Anschluß an eine akute Glomerulonephritis; ihr Verlauf und die Prognose ist in erster Linie abhängig von der Intensität der Nierenschädigung. Je größer der Anteil des Nierengewebes ist, welcher einer Schrumpfung zum Opfer fällt, um so ungünstiger wird sich der Verlauf gestalten. Dabei kommt nicht bloß die Schrumpfung des Gefäßabschnittes (Glomeruli) sondern auch die dadurch bedingte sekundäre Schädigung des tubulären Anteils in Betracht. — Die relativ leichten Erkrankungen werden sich durch eine geringe Albuminurie, eine starke Polyurie, sowie im Funktionsversuch durch eine günstige Wasserausscheidung und Variabilität des spezifischen Gewichtes charakterisieren. Die schweren Fälle hingegen zeigen eine stärkere Albuminurie, eine mangelhafte Polyurie, sowie eine Monotonie der Diurese und Fixation des spezifischen Gewichtes im Versuch.

Die Prognose einer jeden sekundären Schrumpfniere wird aber wesentlich beeinflußt von der Ödembereitschaft des Körpergewebes, sowie von dem jeweiligen Kräftezustand des Herzens. Ödembereitschaft sowie Ödeme, welche zumeist auch mit einer mangelhaften Nierenfunktion verbunden sind, können stets als prognostisch ungünstige Symptome angesehen werden. Von einer besonderen Bedeutung ist jedoch ein guter Kräftezustand des Herzens, weil das Herz bei der Schrumpfniere eine wichtige vikariierende Arbeit zu leisten hat. Eine günstige vikariierende Herztätigkeit ist nämlich zur Aufrechterhaltung der Nierenfunktion unbedingt notwendig, weil der Schrumpfungsprozeß zu einer Obliteration eines großen Gefäßbezirkes in den Nieren führt. Damit wird aber nicht bloß die Zirkulation im Nierenkreislauf wesentlich erschwert, sondern auch das Gebiet des funktionierenden Gefäßanteiles wesentlich eingeengt. Dieser Ausfall kann nur durch eine entsprechend gesteigerte Durchblutung und diese durch eine erhöhte Herzarbeit geleistet werden. Die notwendige Mehrarbeit kann das Herz nur durch eine entsprechende Hypertrophie seines linken Ventrikels leisten. Hypertrophie und Blutdrucksteigerung gehören deswegen zum klinischen Bilde der Schrumpfniere, welche die Nierentätigkeit günstig beeinflussen und erhalten. Aus diesem Grunde wird sich die Prognose der Schrumpfniere unter solchen Verhältnissen günstiger gestalten als bei einer mangelhaften Herztätigkeit oder bei einem ungenügenden Blutdruck. Die mangelhafte Herztätigkeit wird sich bei der Schrumpfniere durch das Ausbleiben der Polyurie, durch Ödeme, sowie durch eine mangelhafte Nierenfunktion (Hyposthenurie), endlich durch eine Herzschwäche sowie durch kardiale Komplikationen (Stauungserscheinungen im großen und kleinen Kreislauf) äußern.

3. Die Nephrose

Die Nephrose kann in vielen Fällen sowohl klinisch als auch pathologisch-anatomisch von den anderen akuten und chronischen Nephritiden getrennt werden. Während die letztgenannten Erkrankungen sich überwiegend am Gefäßapparat der Nieren abspielen (Glomerulonephritiden), ist die anatomische Ursache der Nephrose hauptsächlich in einer degenerativen Schädigung der Epithelien des tubulären Nierenapparates zu erblicken. Klinisch läßt sich eine Trennung der beiden Krankheitsgruppen ebenfalls in vielen Fällen durchführen. Die Diagnose einer Nephrose läßt sich mitunter bereits aus dem Harnbefund stellen. Die Harnmenge ist zumeist vermindert (Oligurie), das spezifische Gewicht des Harnes ist zumeist sehr hoch (1040). Der Eiweißgehalt ist mitunter enorm hoch, so daß Eiweißmengen von 20 bis 25 ‰ keineswegs zu den Seltenheiten gehören. Das Harnsediment enthält reichlich hyaline, epitheliale und Wachszylinder, Leukozyten, sowie Lipoide, dagegen fehlen die Erythrozyten fast vollständig. — Von einer besonderen klinischen Bedeutung bei der Nephrose ist die Ödembereitschaft und die Ödembildung. Die Ödeme selbst besitzen mitunter eine exzessive Intensität, wobei sie aber zugleich nicht selten auffallenden Schwankungen unterliegen, und zwar sowohl in bezug auf die Intensität als auch auf ihre Lokalisation. Nicht selten sieht man mächtige Ödeme, Aszites und Hydrothorax plötzlich verschwinden. Ebenso rasch können aber neuerlich starke Ödeme ohne nachweisbare Ursache auftreten. Daneben schwankt auch die Lokalisation der Ödeme oft so sehr, daß sie keineswegs immer den Typus eines renalen Ödems aufweisen. So kann z. B. die eine oder die andere Extremität von starken Ödemen befallen werden oder es kann der Körper stark anschwellen, dabei aber das Gesicht ein relativ geringes Ödem zeigen. — Die Nierenfunktion ist bei der Nephrose im ödemfreien Stadium gut erhalten, das Herz zeigt niemals eine Hypertrophie, das Gefäßsystem keine Hypertonie.

Die Ätiologie der Nephrose ist vollständig ungeklärt. Wahrscheinlich entsteht sie durch eine Schädigung der tubulären Zellen nach Intoxikationen. Keinesfalls ist aber das nephrotische Krankheitsbild durch diese Schädigung des Nierengewebes allein zu erklären, vielmehr muß man annehmen, daß auch andere Körperzellen, insbesondere jene des intermediären Gewebsanteiles miterkranken und dadurch eine schwere Schädigung erleiden. Zweifellos spielen aber bei der Nephrose auch andere Momente, insbesondere Konstitutionsanomalien, eine wesentliche Rolle.

Die Nephrose zeigt in der Regel einen chronischen Verlauf. Sie kann sich durch viele Jahre hinziehen, wobei sich die Kinder nicht selten relativ wohl fühlen. Nicht selten erleidet aber ihr Allgemeinzustand einen schwereren Schaden durch die wiederholt auftretenden schweren Magen- und Darmerscheinungen, wobei es allerdings den Anschein hat, als ob die Diarrhöen auch vikariierend in Aktion treten könnten, indem man nicht selten im Anschluß an schwere Diarrhöen ein rasches Schwinden der Ödeme beobachten kann.

Die Prognose der Nephrose ist in den meisten Fällen als eine ungünstige zu betrachten, doch sollen mitunter Heilungen auch nach einer längeren Krankheitsdauer möglich sein.

4. Die Therapie der Nierenerkrankungen

Es gibt kaum ein Kapitel in der Pathologie der Kinderkrankheiten, in welchem die therapeutische Überlegung und die therapeutischen Maßregeln so große Schwierigkeiten für den Arzt mit sich bringen würden als die Nierenerkrankungen. — Hiebei kommt nicht bloß die therapeutische Bekämpfung der akuten bedrohlichen Krankheitssymptome und Komplikationen in Erwägung, sondern insbesondere auch die Wahl jener therapeutischen Maßregeln, welche den Arzt bei den chronischen Fällen infolge ihres monotonen Verlaufes zu den verschiedenartigsten therapeutischen Entschlüssen veranlassen.

Bei der Therapie jeder Nierenerkrankung muß man sich in erster Linie darüber klar sein, welches Symptom derselben bekämpft werden soll oder muß und welchen Erfolg man von der Therapie erwarten darf. Die größten Fehler werden dadurch begangen, daß wichtig erscheinende, tatsächlich aber nebensächliche Symptome therapeutisch bekämpft werden, dabei aber sehr oft keine Erfolge erzielt werden, sondern dem Patienten vielmehr ein direkter Schaden zugefügt wird.

Die Therapie der kindlichen Nephritiden gestaltet sich in der Regel insofern einfacher als schwere Komplikationen, zumindest als chronischer Zustand nur relativ selten zur Beobachtung kommen. — So werden die bedrohlichen Herzsymptome zwar als akute Gefahren vorkommen und eine zweckmäßige Behandlung beanspruchen, dagegen werden schwere chronische und sekundäre Insuffizienzerscheinungen des Herzens mit Ausnahme der desolaten Fälle nur selten eine besondere Therapie notwendig machen. Hingegen aber werden auch bei der kindlichen Nephritis eine ungenügende Diurese, sowie die Neigung zu Ödembildung und die hartnäckigen Ödeme ein wichtiges Kapitel der Therapie bilden.

Die Therapie der Nierenerkrankung hängt in erster Linie von dem Charakter der Erkrankung ab. In dieser Beziehung kann man die Therapie der akuten Erkrankungen und der akuten Nachschübe und Rezidiven von der Therapie der chronisch verlaufenden Fälle trennen.

Die Therapie der akuten Nephritis soll in erster Linie das Auftreten der bedrohlichen Komplikationen zu verhindern, oder dieselben, wenn sie bereits eingetreten sind, so rasch als möglich zu beheben trachten. Ferner ist es die Aufgabe der Therapie, durch zweckentsprechende Maßregeln die Heilung des Prozesses zu erwirken oder zumindest zu begünstigen. Unter den bedrohlichen Symptomen jeder akuten Nephritis sind in erster Linie die Oligurie, die Ödeme, die Hämaturie, die Herzsymptome, sowie endlich die nervösen Komplikationen zu beabachten. Hingegen wird die Albuminurie keiner besonderen therapeutischen Maßnahme bedürfen.

Die verminderte Harnausscheidung (Oligurie) muß genau beachtet werden, weil sie rasch zu einer vollständigen und gefährlichen Anurie führen kann.

Die Therapie der Oligurie kann zwei zweckentsprechende Wege einschlagen. Einerseits vermag sie die gestörte Wasserausscheidung zu regulieren, indem sie die kranken Nieren entlastet. Dabei kommt in erster Linie eine zweckmäßige Diät, sowie diuretisch wirksame Mittel in Betracht. Eine flüssige Diät, insbesondere eine Milchdiät, wird zweifellos in solchen Fällen die Nieren mehr oder weniger zu entlasten imstande sein und zugleich diuretisch wirken können, trotzdem wird man eine reine Milchdiät möglichst rasch einschränken, weil dieselbe für den Patienten von verschiedenen nachteiligen Folgen sein kann. So bekommen viele Patienten alsbald einen Widerwillen gegen die Milch, sie werden appetitlos leiden an Brechreiz, Obstipation oder Diarrhöen, wodurch das Allgemeinbefinden empfindlich gestört wird. Deswegen wird von mancher Seite zur Bekämpfung der Oligurie eine absolute Hungerdiät und Dursttherapie empfohlen. Bei der Therapie einer Oligurie muß der Arzt strenge unterscheiden zwischen jenen Fällen, welche ohne eine Ödembildung einhergehen, und solchen, bei denen ein stärkeres Ödeme beobachtet wird. Bei den letzteren muß die Therapie in erster Linie die kausale Ursache und den Zusammenhang zwischen Oligurie und den Ödemen bekämpfen. Die Ursache der Oligurie und der Ödeme ist aber in erster Linie in der Rentention des Kochsalzes im Körpergewebe zu erblicken. Das retinierte Kochsalz verursacht das Zurückhalten des Wassers im Körpergewebe einerseits (Hydrops) und dadurch die verminderte Wasserausscheidung durch die Nieren anderseits (Oligurie). In solchen Fällen hat die diätetische Therapie deswegen ihr Augenmerk in erster Linie auf eine verminderte Kochsalzzufuhr zu richten. Aus diesem Grunde erscheint eine reine Milchdiät in diesen Fällen kontraindiziert, weil die Milch relativ reich an Kochsalz ist (4 g in einem Liter Milch). Es wird deswegen in diesen Fällen eine gemischte Diät und eine entsprechende Kochsalzreduzierung, welche jedoch niemals in eine vollständige Kochsalzentziehung ausarten darf, angezeigt sein. Eine solche Diät wird zudem vom Patienten besser vertragen und zur Hebung seines Allgemeinzustandes günstig beitragen. Bei der diätetischen Therapie der akuten Nephritis muß man sich in erster Linie von dem Gedanken loslösen, daß durch eine einseitige „Schonungsdiät" ein Nierenprozeß rascher und sicher zur Heilung gebracht werden kann. Die Ursache der akuten Nephritis ist weniger in einem „Entzündungsprozeß" zu erblicken, welcher durch eine gemischte Ernährung gereizt werden könnte, als vielmehr in einem Krampf der Glomerulusschlingen und in einer konsekutiven Ischämie der Glomeruli gelegen. Auf letzteren pathologischen Vorgang wird aber eine „Schonungsdiät" kaum einen günstigen Einfluß haben können, wohl aber den Allgemeinzustand des Patienten und damit den Krankheitsverlauf ungünstig beeinflussen.

Die Diät der akuten Nephritis wird sich deswegen am besten auf eine reduzierte Milchdiät ($^1/_4$ bis $^1/_2$ Liter im Tag) beschränken und daneben für eine genügende gemischte Ernährung sorgen. Die letztere kann bestehen aus: falschen Suppen, Kartoffeln, Reis, Gemüse, Süßwasserfischen, süßen Mehlspeisen, Obst, Kompott, salzfreiem Brot. Auch gegen Eier und Eierspeisen oder weißes Fleisch ist nichts einzuwenden.

Einer besonderen Therapie bedürfen sehr häufig die hochgradigen oder hartnäckigen Oligurien oder gar die Anurien. In diesen Fällen muß die Niere energisch entlastet und zugleich die Diurese durch wirksame Mittel angeregt werden. Die Nieren können dadurch entlastet werden, daß andere Organe einen Teil ihrer Tätigkeit übernehmen. Dabei kommt in erster Linie die Hauttätigkeit in Betracht. Durch eine zweckmäßige Therapie vermag man die Hauttätigkeit anzuregen und damit die Nieren zu entlasten. Am besten geschieht dies durch energische Schwitzkuren. Zu diesem Zwecke werden dem Patienten protrahierte heiße Bäder (36 bis 40°), sowie daran sich anschließende Packungen (Einhüllen des ganzen Körpers in warme Decken durch 10 bis 30 Minuten) verabfolgt. Sehr wirksam gestalten sich auch die elektrischen Lichtbäder, in welchen die Patienten leicht und angenehm zum Schwitzen gebracht werden können. Der Schweißausbruch kann noch durch die Aufnahme heißer Flüssigkeiten begünstigt werden. Eine Kontraindikation für jede Schwitzkur ist jedoch in einer drohenden Herzschwäche zu erblicken.

Unter den diuretisch wirksamen Mitteln haben wir zwei Hauptgruppen zu unterscheiden, die unter verschiedenen Indikationen verabfolgt werden sollen. In die erste Gruppe gehören jene Mittel, welche direkt diuretisch wirken, indem sie auf das Zellgewebe des Körpers Einfluß nehmen. Zu diesen Mitteln gehören: Diuretin (0,50 bis 1,0 pro die), Theophyllin (0,1 bis 0,20 pro die), Theobromin (0,10 bis 0,30 pro die). Auch andere Diuretika können zur Verwendung kommen, doch muß bei allen auf die unangenehmen Nebenwirkungen von seiten des Magendarmtraktes (Erbrechen, Diarrhöe) geachtet werden. In die zweite Gruppe der diuretisch wirkenden Mittel gehören jene, welche die Herzkraft heben und damit indirekt die Diurese beeinflussen. Diese Mittel (Kardiaka) werden bei Insuffizienzerscheinungen des Herzens am Platze sein und in vielen Fällen mit günstigem Erfolge entweder vor der Verabreichung eines Diuretikum der ersten Gruppe oder mit diesem gemeinsam verabfolgt (Digitalis, Koffeïn, Digalen, Digipurat usw.). Nicht selten beobachtet man auch bei kindlichen Nephritiden einen günstigen Einfluß von Thyreoidpräparaten ($^1/_4$ bis $^1/_2$ Tablette pro die) auf die Diurese. Ist eine Oligurie oder Anurie durch keine dieser Medikationen zu beheben und drohen schwere Folgezustände, so ist auch bei der kindlichen Nephritis eine Dekapsulation der Nieren zu empfehlen.

Die Hämaturie wird in der Regel keinerlei therapeutische Maßregeln notwendig machen, weil sie nach dem Abklingen des akuten Prozesses in den meisten Fällen verschwindet und die Wirkung der Hämostatika außerdem sehr problematisch ist. Wegen der Hämaturie werden viele Patienten durch lange Zeit zu einer Bettruhe verurteilt, aus Angst, daß ein allzu frühes Aufstehen von einer nachteiligen Wirkung sein könnte. Dieser Standpunkt ist jedoch falsch. Patienten mit einer Hämaturie können, sobald die akuten schweren Erscheinungen vorübergegangen sind, ohne Schaden das Bett verlassen. Nicht selten sieht man sogar eine Hämaturie unter diesen Bedingungen rascher schwinden als in Bettruhe.

Die Urämie muß als ein lebensbedrohender Zustand selbstverständlich energisch bekämpft werden. Nachdem das ätiologische Moment in einer Vergiftung des Körpers durch die Zerfallsprodukte der Eiweißstoffe in der Nahrung zu erblicken ist, so muß bereits bei den ersten Vorboten einer sich ankündigenden Urämie die Ernährung entsprechend geregelt werden. Die Eiweißmenge der Nahrungsmittel muß auf ein Minimum reduziert und statt dessen Kohlehydrate in reichlicherer Menge zugeführt und daneben eine energischere Milchdiät ($^3/_4$ bis 1 Liter pro Tag) angeordnet werden. Die Milch als Nährmittel hat bei der Urämie den Vorteil, daß sie eine relativ eiweißarme Nahrung darstellt und eine zweckmäßige Durchspülung des Körpers ermöglicht. Dagegen werden von heißen Bädern, dem Aderlaß und der Lumbalpunktion, welche bei der Krampfurämie (Eklampsie) als wichtige therapeutische Eingriffe gelten können, bei der Urämie keinerlei Erfolge zu erwarten sein. Von besonderer Wichtigkeit ist die Bekämpfung einer bestehenden Herzschwäche bei der Urämie durch Kardiaka, weil die Herzschwäche nicht selten zu einer direkten Todesursache werden kann.

Die **Krampfurämie** (**Eklampsie**) ist bei der kindlichen Nephritis insoferne von besonderer Bedeutung, als sie die weitaus häufigere nervöse Komplikation darstellt. Ihre Ursache ist in einem Ödem des Gehirns zu erblicken. Die Therapie muß in erster Linie diese Ursache zu bekämpfen suchen. Die wichtigsten therapeutischen Hilfsmittel sind: der Aderlaß und die Lumbalpunktion. Der Aderlaß ist in der Regel ein einfacher, leichter und gefahrloser Eingriff, der am besten an der Vena mediana oder cubitalis durchgeführt wird. Die Menge des entleerten Blutes kann je nach dem Alter des Kindes 20 bis 100 ccm betragen. Die Lumbalpunktion ist gleichfalls leicht durchzuführen und kann in schweren Fällen auch wiederholt gemacht werden, wobei jedesmal zirka 10 bis 40 ccm Spinalflüssigkeit entleert werden.

Bei der Eklampsie ist aber auch eine entsprechende diätetische Regelung der Ernährung notwendig. Bei einer drohenden Eklampsie soll die Flüssigkeitszufuhr und womöglich auch die Aufnahme jeder festen Nahrung möglichst reduziert werden. Aus diesem Grunde erscheint es bei vielen schweren akuten Nephritiden angezeigt, die Ernährung von vornherein in der angegebenen Weise zu regeln, um dadurch die Gefahr einer Eklampsie möglichst hintanzuhalten.

Selbstverständlich müssen aber sowohl bei der Urämie als auch bei der Krampfurämie die Krampfanfälle, welche zu einer direkten Ursache des Todes werden können, direkt bekämpft werden. Zu diesem Zwecke werden sich besonders die Chloralklysmen (0,25 bis 1,0 g pro dosi mehrmals zu wiederholen) eignen, doch soll man in schweren Fällen auch vor einer Morphium- oder Pantopontherapie nicht zurückschrecken. Der kindliche Organismus ist gegen diese Alkaloide keineswegs so überempfindlich, daß ihre Anwendung unmöglich wäre. Man kann im Gegenteil die Beobachtung machen, daß das Kind gegen diese Mittel ziemlich resistent ist und der Erfolg bei einer allzu vorsichtigen Medikation aus diesem Grunde ausbleibt. In der Regel kann man bei älteren Kindern die Dosen von 0,005 bis 0,01 subkutan oder die doppelte Dosis als Suppositorien anwenden.

Die schwierigsten therapeutischen Entschlüsse hat der Arzt in jenen Fällen zu fassen, die nicht rasch zu einer Heilung gelangen, sondern bei denen einzelne oder mehrere Krankheitssymptome durch lange Zeit bestehen bleiben. Die Entschlüsse beziehen sich insbesondere auf das Einhalten der Bettruhe. In den meisten Fällen wird die Entscheidung von dem Gesichtspunkte aus getroffen, daß eine Nephritis durch eine dauernde Bettruhe rascher und sicherer zur Ausheilung gelangt. Deswegen werden viele Patienten an das Bett gefesselt, solange sich bei ihnen noch „Entzündungserscheinungen" der Nieren nachweisen lassen. — Mit derselben Begründung werden sie zudem noch mit einer „Schonungsdiät" ernährt, insbesondere dann, wenn die Nephritis unter dem Bilde einer andauernden Hämaturie verläuft.

Die erwähnten „Schonungstherapien" sind trotz ihrer scheinbaren Logik vollkommen falsch, weil sie erfolglos sind und auf das Allgemeinbefinden der Patienten schädlich einwirken. Ein Patient mit einer akuten Nephritis soll deswegen nur so lange zu einer Bettruhe gezwungen werden, als die stürmischeren akuten Symptome bestehen bleiben (Fieber, Oligurie, Ödeme) oder schwere Komplikationen zu befürchten sind (Herzschwäche, nervöse Komplikationen). Sobald dieses Stadium vorüber ist, kann der Patient, natürlich unter Beobachtung bestimmter Vorsichtsmaßregeln (Verkühlung, Infektion), das Bett verlassen. Keinesfalls darf eine noch bestehende Albuminurie oder Hämaturie als Kontraindikation gelten, um so mehr, als man nicht selten nach dem Verlassen des Bettes ein rasches Verschwinden der letzteren beobachten kann. Vor einer direkten oder indirekten Schädigung wird man den Patienten schützen durch entsprechende Harnuntersuchungen, welche ein Übersehen eines Rezidivs unmöglich machen. Selbstverständlich muß jeder Patient, sobald er das Bett verläßt, auch eine entsprechend kräftige und gemischte Ernährung erhalten.

Die Therapie der chronischen Nephritis gestaltet sich für den Arzt in der Regel weitaus schwieriger als die Therapie der akuten Nierenerkrankungen. Bei der Therapie der chronischen Nephritiden gilt in erhöhtem Maße die Beherzigung des Satzes: primum non nocere. Die üblichen und vielfach empfohlenen therapeutischen Ratschläge erfüllen keinesfalls alle die Forderungen dieses Leitsatzes.

Bei der Behandlung dieser Patienten muß man sich klar machen, welche nachteiligen Folgen einerseits sogenannte schädliche oder schädigende Einflüsse tatsächlich haben und welchen Erfolg man von einem wahllosen Vermeiden dieser Einflüsse erwarten darf. In dieser Beziehung kommen, ebenso wie bei den akuten Erkrankungen, in erster Linie die Ernährung und die Körperbewegung in Betracht. Unter dem Eindruck der anatomischen Nierenveränderungen versucht manche Therapie durch eine entsprechende Diät die kranke Niere zu schonen, indem sie die Reizung des kranken Gewebes durch schädliche Stoffe der Nahrung zu vermeiden trachtet. Als solche schädliche Stoffe gelten in erster Linie das Eiweiß, das Kochsalz, sowie andere reizende Extraktivstoffe und Nahrungsmittel. Dieser Standpunkt ist bei unkomplizierten chronischen Nephritiden keineswegs zu akzeptieren, weil eine von diesem Gesichtspunkte diktierte Diät kaum jemals einen Erfolg zeigt, hingegen viel öfter einen direkten Schaden an dem Gesamtorganismus verursacht, denn eine dauernde Entziehung wichtiger Nährstoffe kann der Organismus für die Dauer ohne Schaden schwer ertragen. Daneben wird aber auch das physische und psychische Unbehagen bei einer solchen einseitigen Ernährung nachteilig auf den Appetit, auf das Allgemeinbefinden und den Ernährungszustand rückwirken. Nachdem aber bei vielen Nierenerkrankungen ein großes Gewicht auf den Gesundheitszustand des Gesamtkörpers, auf eine möglichst gute Arbeitstätigkeit aller Körperorgane und Zellen gelegt werden muß, so ist es klar, daß auch bei der chronischen Nephritis eine möglichst gemischte Ernährung als die einzig zuträgliche anzusehen ist. Nur bestimmte Komplikationen und Krankheitssymptome verlangen eine spezielle diätetische Therapie. In erster Linie kommt hier die Ödembereitschaft, sowie die Ödeme in Betracht. Nachdem die Ursachen derselben auch bei der chronischen Nephritis in einer Retention des Kochsalzes im Körperzellgewebe (Vorniere) zu suchen ist, so wird eine entsprechende Einschränkung der Kochsalzzufuhr notwendig sein. Dabei darf es aber niemals zu einer vollständigen Kochsalzentziehung kommen, weil eine solche für den wachsenden kindlichen Organismus keinesfalls zuträglich ist. Sehr häufig wird bei ödematösen Patienten ein Fehler in einer anderen Richtung begangen, indem man zum Zwecke einer Nierenschonung eine einseitige und reichliche Milchernährung verordnet. In der Milch ist jedoch, wie bereits erwähnt wurde, eine relativ reichliche Menge von Kochsalz enthalten (4 g in einem Liter), so daß eine reichliche Ernährung mit Milch eine relativ große Kochsalzzufuhr bedeutet. Patienten, die zu Ödemen neigen oder bereits mit Ödemen behaftet sind, sollen deswegen unter Bedacht auf eine Kochsalzreduktion möglichst gemischt ernährt werden, wobei die Speisenfolge sich abwechslungsreich gestalten soll (falsche Suppen, Gemüsesuppen, Fleisch, Gemüse, süße Mehlspeisen, Käse, ungesalzene Butter, Obst).

Diätetische Maßregeln benötigt auch bei dem chronischen Nephritiker eine drohende Urämie, wobei in erster Linie die Eiweißstoffe möglichst entzogen werden und für eine reiche Flüssigkeitszufuhr gesorgt wird.

Eine ausgiebige Körperbewegung und Betätigung spielt in der Therapie der chronischen Nephritis eine wesentliche Rolle, weil ein günstiges subjektives Wohlbefinden, sowie ein ausgeglichener Stoffwechsel viel eher unter diesen Bedingungen als bei einer dauernden Bettruhe zu erwarten ist. Eine Schädigung durch „Erkältung, Nässe usw." läßt sich bei einiger Vorsicht leicht vermeiden. Auch die für den Allgemeinzustand wesentliche und wichtige geistige und körperliche Betätigung der Patienten läßt sich nur dann durchführen, wenn sich dieselben frei bewegen können.

Ein großer Fehler wird oft dadurch begangen, daß die Harnuntersuchungen allzu häufig vorgenommen werden, wobei sich dieselben in der Regel zudem noch auf die Bestimmung des Eiweißgehaltes beschränken. Durch solche Untersuchungen wird bloß erreicht, daß Mutlosigkeit oder falsche Hoffnungen, die alsbald wieder in das Gegenteil umschlagen, erweckt werden, je nachdem der Eiweißgehalt bei den einzelnen Untersuchungen des Harnes prozentuell schwankt. Es sei deswegen nochmals erwähnt, daß die prozentuellen Eiweißmengen allein keinerlei Schluß auf den jeweiligen Stand der Erkrankung oder ihren voraussichtlichen weiteren Verlauf gestatten. Es ist deswegen viel zweckmäßiger, solche Untersuchungen zu unterlassen und statt dessen in größeren Zeitintervallen eine Funktionsprüfung der Nieren durchzuführen und die Herztätigkeit, sowie den Gefäßtonus zu kontrollieren.

Die medikamentöse Therapie der chronischen Nephritis im Kindesalter wird sich im großen mit jener der akuten Nephritis decken, weil eine medikamentöse Therapie nur in jenen interkurrenten Zwischenfällen notwendig sein wird, welche auch bei den akuten Erkrankungen vorkommen; um so mehr als solche Zwischenfälle in vielen Fällen tatsächlich durch akute Nachschübe hervorgerufen werden (Oligurie, Ödeme, Herzerscheinungen, Urämie, Krampfurämie usw.). Eine wichtige therapeutische Maßregel ist jedoch bei jeder chronischen Nierenerkrankung zu beachten. Manche Erkrankung entsteht durch eine Infektion der Tonsillen oder kommt aus derselben Ursache nicht zur Ausheilung, weil nach dem Abklingen der akuten Erscheinungen an den Tonsillen (wie Schmerzen, Fieber und lokalen Veränderungen) ein chronischer Entzündungsprozeß und dessen Folgeerscheinungen in den Tonsillen in Aktion treten. Es handelt sich dabei um Entzündungsprozesse in dem tiefen Tonsillargewebe oder in der Umgebung der Tonsillen (Peritonsillitis) oder um chronische Entzündungen des pharyngealen oder retronasalen Gewebes (adenoide Vegetationen). Dadurch kommt es zu einer chronischen Vergiftung des Organismus durch Bakterientoxine, welche ihrerseits eine dauernde Reizung des Nierengewebes verursachen. In solchen Fällen kann eine entsprechende therapeutische Maßnahme (Tonsillektomie, Entfernung des adenoiden Gewebes) die Heilung einer chronischen Nephritis ermöglichen.

Zum Schluß möge nochmals hervorgehoben werden, daß sowohl in bezug auf die Prognose als auch auf die Therapie die kindliche chronische Nephritis einen wesentlichen Unterschied gegenüber jener der Erwachsenen zeigt. Beim Kinde muß man stets beachten, daß ein Großteil dieser Fälle jahrelang als benigne Formen bestehen können, ohne irgendwelche nachteilige oder bedrohliche Krankheitssymptome zu zeigen oder ernstere Folgeerscheinungen nach sich zu ziehen (Paedonephritis). Solche Fälle bedürfen keinerlei therapeutischer Maßregeln, sie können durch solche nur zu Schaden kommen. Endlich ist in bezug auf die Diagnose der chronischen Nierenkrankheiten stets zu beachten, daß auch die orthostatisch-lordotische Albuminurie und die funktionelle Nephritis infolge einer falschen diagnostischen Auffassung, welche ihrerseits durch eine falsche Untersuchungstechnik hervorgerufen wird, leicht als eine chronische Nephritis imponieren und dementsprechend falsch behandelt werden können.

Die Therapie der Nephrose hat in erster Linie darauf zu achten, daß die Nephrose keineswegs als eine lokale Nierenerkrankung, vielmehr als eine Erkrankung des Gesamtorganismus zu betrachten ist und die Therapie deswegen ihr Augenmerk auch auf den letzteren zu lenken hat. Bei der Nephrose wird in erster Linie eine gemischte Ernährung, sowie eine zweckmäßige körperliche Bewegungsfreiheit von bestem Einfluß sein können. Allerdings werden diese Maßregeln sehr häufig durch eine besondere Neigung zu starken Ödemen wesentlich erschwert und eingeschränkt, indem zumindest im ödematösen Stadium eine relative Kochsalz- und Flüssigkeitsentziehung, sowie eine entsprechende Bettruhe notwendig sein werden. Niemals sollen sich diese Maßregeln aber auf längere Zeit als unbedingt notwendig erstrecken, um so mehr als sich auch mächtige Ödeme ohne jede Therapie rasch zurückbilden können. In anderen Fällen werden dagegen unter Umständen verschiedene Eingriffe (Schwitzbäder, heiße Packungen, Diuretika, Thyreoidin) notwendig sein.

Im Anschluß an die entzündlichen Nierenerkrankungen mögen in Kürze einige Nierenerkrankungen erwähnt werden, welche anderen ätiologischen Ursachen ihre Entstehung verdanken und sowohl diagnostisch als insbesondere auch differentialdiagnostisch gegenüber den nephritischen Erkrankungen in Betracht kommen.

5. Die Lues der Nieren

Die Lues der Nieren kommt bei luetischen Kindern zur Beobachtung. Ihre Diagnose kann leicht durch die luetischen Veränderungen an anderen Körperorganen, durch die anhaltende Blässe, sowie die oft mächtigen Ödeme und endlich auf Grund des Harnbefunds gestellt werden. Der Harn ist meist spärlich, sehr reich an Eiweiß, im Sediment finden sich zahlreiche Nierenelemente, dagegen keine Erythrozyten. Die Prognose ist in den meisten Fällen ungünstig, die Therapie eine antiluetische, wobei selbstverständlich Quecksilberpräparate kontraindiziert sind, so daß die Salvarsanbehandlung hauptsächlich in Betracht kommt.

6. Das Hypernephrom

Das Hypernephrom ist im späteren Kindesalter zu beobachten. In der Regel kann die Diagnose erst auf Grund eines größeren Tumors in der Nierengegend gestellt werden. Die Kinder sehen in der Regel zu dieser Zeit noch gut aus; trotzdem kann man bei ihnen durch eine exakte klinische oder eine Röntgenuntersuchung oft schon Metastasen nachweisen (Knochen, Lunge, Pleura). Der Exitus erfolgt entweder unter Kachexie oder durch die Metastasenwirkung. Der Harnbefund zeigt wenig charakteristische Veränderungen. In der Regel kann ein spärlicher Eiweißgehalt, sowie eine geringe Hämaturie nachgewiesen werden, wobei die letztere zeitlichen Schwankungen unterliegt.

7. Die paroxysmale Hämoglobinurie

Die paroxysmale Hämoglobinurie äußert sich in einer anfallsweisen Ausscheidung von Hämoglobin im Harne. In den meisten Fällen erkranken die Kinder plötzlich unter Schüttelfrost und hohem Fieber, worauf alsbald ein dunkelbrauner Harn ausgeschieden wird, in dem sich reichlich Hämoglobin, jedoch keine Erythrozyten nachweisen lassen. Ein solcher Anfall dauert einige Tage, worauf sich der Harn langsam aufhellt, sodaß die abnorme Färbung endlich vollständig verschwindet. Die Ursache der Erkrankung ist noch nicht vollständig geklärt. Sehr häufig handelt es sich um hereditär luetische Kinder. Die Anfälle selbst werden häufig durch eine rasche Abkühlung der Hautdecke hervorgerufen. In paroxysmaler Hämoglobinurie wird eine antiluetische Behandlung am Platze sein, während die Anfälle selbst außer Bettruhe keiner besonderen Therapie bedürfen.

8. Die Hämaturie

Die Hämaturie kann in eine makroskopisch sichtbare und in eine mikroskopische eingeteilt werden. Die makroskopische ist durch die charakteristische Verfärbung des Harns leicht nachweisbar. Diagnostisch kommt hauptsächlich die akute hämorrhagische Nephritis (Glomerulonephritis), sowie die Nierentuberkulose in Betracht. Die mikroskopische Hämaturie kann eine physiologische sein, wobei sich allerdings bloß spärliche Erythrozyten finden, eine stärker ausgeprägte Hämaturie wird beim Säugling bei der Barlowschen Erkrankung gefunden.

9. Die Tuberkulose der Nieren

Die Nierentuberkulose ist auf Grund einer Harnuntersuchung insbesondere dann in Erwägung zu ziehen, wenn sich neben den reichlichen Erythrozyten keinerlei Nierenelemente, dagegen eine größere Anzahl Leukozyten finden, die auf einen destruktiven Prozeß in den Nierenbecken hinweisen. In solchen Fällen kann die Diagnose durch den Nachweis von Tuberkelbazillen entweder im Mikroskope oder durch den Tierversuch sichergestellt werden.

IV. Die Erkrankungen der harnleitenden Organe

Der chemische Nachweis von Eiweiß im Harne macht in vielen Fällen nicht bloß eine Differentialdiagnose zwischen einer funktionellen und einer nephritischen Albuminurie notwendig, sondern es muß unter Umständen der Nachweis erbracht werden, aus welchem Anteile der Harnorgane das Eiweiß stammt. — In dieser Beziehung spielen das Nierenbecken und die Harnblase eine wichtige Rolle, weil bei ihren Erkrankungen in dem ausgeschiedenen Harne gleichfalls eine Albuminurie nachweisbar wird.

1. Die Zystitis (Pyelozystitis)

Die Zystitis oder Zystopyelitis ist eine sehr wichtige Erkrankung des Kindes und insbesondere des Säuglings. Ihre Kenntnis ist für den Arzt von größtem Interesse, weil dadurch schwerwiegende Fehldiagnosen vermieden werden.

Die Ätiologie der Erkrankung ist sowohl klinisch als auch pathologisch-anatomisch keineswegs noch geklärt. Sichergestellt ist bloß die Tatsache, daß die Infektion der harnleitenden Organe in der überwiegenden Mehrzahl der Fälle durch das Bacterium coli verursacht wird; viel seltener kommen Streptokokken, Staphylokokken, Influenzabazillen usw. in Betracht. Vollständige Unklarheit herrscht noch über den Weg, auf welchem die Infektion der Harnorgane stattfindet. Nach der einen Ansicht erfolgt sie durch das Einwandern der Bakterien (wobei insbesondere die Koliinfektionen in Betracht kommen) durch die Harnröhre in die Blase, wobei man sich vorstellt, daß die Harnröhre durch Stuhlmassen verunreinigt und infiziert wird. Für diese Annahme spricht die klinische Erfahrung, daß die überwiegende Mehrzahl der Erkrankungen Mädchen betrifft, deren kurze Harnröhre tatsächlich einen solchen Infektionsmodus der Harnblase erleichtert, sowie die Beobachtung, daß sich die Erkrankung häufig an Darmerkrankungen und Diarrhöen anschließt. Diese Ansicht ist keineswegs allgemein zu akzeptieren; dagegen spricht einerseits die Beobachtung, daß bei Erkrankungen, die eine Zystitis besonders begünstigen könnten, fast niemals eine solche festgestellt wird, wie etwa bei somnolenten Typhus- oder Meningitiskranken oder wenn eine solche Erkrankung erfolgt, dieselbe sicher nicht durch eine Infektion von außen, sondern auf hämatogenem Wege zustande kommt (Typhuspyelitis). Nach einer anderen Anschauung entsteht die Zystopyelitis dadurch, daß das Bacterium coli durch den kranken Darm durchwandert, auf dem Wege der Lymph- oder Blutbahn in die Harnorgane gelangt und daselbst die Erkrankung hervorruft.

Die gleiche Unkenntnis herrscht auch über die anatomische Grundlage der Erkrankung. Während dieselbe nach der einen Anschauung auf einer lokalen Erkrankung der Harnblase beruht (Zystitis), soll nach einer anderen Ansicht die Erkrankung ausschließlich oder überwiegend durch eine Erkrankung des Nierenbeckens entstehen (Pyelitis, Pyelozystitis).

Die Symptomatologie der Pyelozystitis ist sehr wechselnd und vielseitig. In erster Linie kann man zwischen leichten und schweren

Erkrankungen unterscheiden. Die ersteren treten unter mannigfaltigen Erscheinungen auf, welche selten auf die Erkrankung der Harnorgane direkt hinweisen. Die Kinder werden auffallend blaß, unlustig und matt, sie verlieren ihren Appetit und nehmen im Körpergewicht deutlich ab. Die Erkrankung verläuft zumeist unter Fiebererscheinungen, wobei die Temperaturkurve nach einer kurzen Kontinua alsbald einen deutlich intermittierenden Charakter annimmt. Nicht selten prävalieren die Magendarmerscheinungen (Erbrechen, Diarrhöe) so sehr, daß keinerlei Symptom auf die eigentliche Erkrankung hinweist, um so mehr als wesentliche Störungen in der Harnentleerung (Tenesmus, Polyurie usw.) meist vollständig fehlen. Der Verlauf der Erkrankung ist sehr verschiedenartig. Einzelne Fälle heilen bereits nach kurzer Zeit, während andere einen protrahierten oder chronischen Verlauf nehmen, der sich über- viele Monate und selbst Jahre erstreckt. Dabei sehen die Kinder zwar blaß aus und gedeihen schlecht, zeigen aber sonst keinerlei ernste Krankheitssymptome. Von besonderer Wichtigkeit ist die Neigung dieser Fälle zu akuten Rezidiven, welche insbesondere nach anderen Infektionen aufzutreten pflegen.

Die schweren Erkrankungen zeigen das typische Bild einer schweren akuten Sepsis. Die Kinder erkranken meist ohne vorausgegangene Krankheitssymptome ganz plötzlich unter den schwersten Erscheinungen. Sie werden von hohem Fieber befallen, das meist mit einem Schüttelfrost oder unter Kollapserscheinungen einsetzt, wobei oft die schwersten Prostrationserscheinungen auftreten. Nicht selten steigert sich die Unruhe bis zu schweren Delirien. Schon im Beginn der Erkrankung können in vielen Fällen akute Magendarmerscheinungen in den Vordergrund treten. Die Kinder erbrechen hartnäckig und entleeren zahlreiche, dünne oder wässerige Stühle. Diese Darmsymptome werden oft als die ätiologische Ursache einer später nachgewiesenen Zystitis angesehen. Jedoch zeigen genaue Beobachtungen solcher Fälle, daß bereits zu dieser Zeit die manifesten Anzeichen einer Pyelitis bestehen, so daß die Darmsymptome nicht als die Ursache der Pyelitis, als vielmehr als ihre Folge angesehen werden müssen, so daß sie in die Gruppe der septischen Diarrhöen eingereiht werden können, demnach ganz ähnlich wie etwa die Diarrhöen bei dem septischen Scharlach aufzufassen sind.

Auch das klinische Bild dieser Fälle deckt sich vollständig mit jenem einer Sepsis. Das Fieber hat meist einen typisch septischen, intermittierenden Charakter. Auch ein deutlicher Milztumor ist nicht selten, ebenso ist ein septisches Exanthem nachzuweisen, wobei allerdings das letztere häufig als ein toxischer „Darmausschlag" aufgefaßt wird. Der Verlauf dieser schweren Erkrankungen ist recht verschieden. In den seltensten Fällen kommt es trotz der bedrohlichen Erscheinungen zu einem raschen Exitus. Meist klingen die stürmischen Erscheinungen nach einigen Tagen ab, worauf es entweder alsbald zu einer vollständigen Heilung kommt oder aber die Erkrankung einen protrahierten chronischen Verlauf nimmt, wobei sie die Symptome der früher erwähnten leichten Zystitiden aufweist. Die Pyelitis kann demnach zumindest in den schweren Fällen als eine Sepsis angesehen werden und die Erkrankung des Harnorganes wäre bloß als eine spezielle Lokalisation der Sepsis zu betrachten. Für diese Ansicht sprechen Beobachtungen, daß bei Sepsisfällen, die sich an eine Otitis anschlossen und trotz einer radikalen operativen Therapie der Otitis weiter bestehen blieben, als einzig nachweisbare Lokalisation der Sepsis eine eitrige Pyelitis nachgewiesen werden konnte, deren Erreger zudem jener der Otitis war (Streptokokken). In diesen Fällen war der Ausgangspunkt der Pyelitis und ihr septischer Charakter mit Sicherheit nachweisbar, während sie in anderen Fällen unklar bleibt.

Die D i a g n o s e der Pyelozystitis ist sehr leicht zu stellen, wenn man die Erkrankung in den Bereich einer Differentialdiagnose einbezieht, das heißt die Untersuchung auch in dieser Richtung vornimmt. Aus diesem Grunde muß eine entsprechende Harnuntersuchung in allen Fällen vorgenommen werden, in denen die Krankheitsursache zweifelhaft erscheint. Bei vielen Erkrankungen werden allerdings bestimmte Symptome die Krankheitsursache wahrscheinlich machen, wobei insbesondere die rasch auftretende starke Blässe der Kinder hervorgehoben werden soll.

Die Diagnose wird mit Sicherheit durch eine entsprechende Harnuntersuchung gestellt. Der Harn zeigt in den meisten Fällen schon makroskopisch eine deutliche Trübung und nach einem längeren Stehen eine starke Sedimentbildung. Seine Reaktion ist in der Regel sauer. Der Eiweißgehalt ist äußerst gering. Eine starke Eiweißreaktion erweckt deswegen stets den Verdacht, daß neben der Pyelitis auch eine Miterkrankung der Nieren besteht (Pyelonephritis). Das Harnsediment zeigt zahlreiche wohlerhaltene Leukozyten, sowie spärliche Erythrozyten, keine Zylinder. Eine starke Vermehrung der Erythrozyten oder ein Prävalieren derselben erweckt stets den Verdacht auf ulzerierende Prozesse, wobei differentialdiagnostisch die Tuberkulose des uropoetischen Apparates hauptsächlich in Erwägung gezogen werden muß. In Bezug auf die Diagnose der Pyelitis möge noch hervorgehoben werden, daß .dieselbe bereits im Säuglingsalter außerordentlich häufig vorkommt, daß sogar angenommen werden kann, daß viele Erkrankungen des späteren Kindesalters nicht als primäre sondern als Rezidiven einer bereits im Säuglingsalter akquirierten Erkrankung anzusehen sind.

Die Prognose der Pyelitis ist stets zweifelhaft. Es werden zwar akute Todesfälle oder eine letale Wendung eines chronischen Falles im Kindesalter zur Seltenheit gehören, anderseits ist aber auch bei relativ leichten Erkrankungen die Aussicht einer vollständigen Heilung nicht immer zu gewärtigen. Meist gestaltet sich der Verlauf, wenn eine Heilung nicht rasch erfolgt, zu einem chronischen, der stets die Gefahr eines Rezidivs in sich birgt. Trotzdem können Kinder mit chronischen Erkrankungen, obwohl der Harnbefund auf eine schwere lokale Erkrankung schließen läßt, gut gedeihen und von ernsten Schädigungen ihres Allgemeinzustandes verschont bleiben.

Die Therapie der Pyelitis bezweckt in erster Linie eine Desinfektion der erkrankten Organe entweder durch direkte Einführung des Medikamentes in die Blase, beziehungsweise in das Nierenbecken, oder durch intern oder intravenös applizierte Mittel, welche entweder direkt desinfizierend wirken oder durch eine Spaltung innerhalb des Organismus bakterizide Stoffe bilden.

Die direkte Applikation des Heilmittels wird mit einer Blasenspülung verbunden. Zu diesem Zwecke wird die Blase mit einer 1 bis 2%igen warmen Borwasserlösung wiederholt gut ausgewaschen. Selten kommen Spülungen des Nierenbeckens in Betracht. Nachdem die Blase nach der Spülung entleert wird, werden zirka 2 bis 5 ccm einer 0,1%igen Lapislösung eingespritzt und in der Blase belassen. — Der mitunter ziemlich heftige Blasenschmerz kann durch warme oder kühle Umschläge gemildert werden. Die Spülungen werden im Anfang täglich vorgenommen, während die Lapisinstillation jeden zweiten bis dritten Tag erfolgt. Bei chronischen Fällen hat die Spülung auch weiter jeden fünften bis achten Tag zu erfolgen, ist aber häufiger zu wiederholen, sobald neuerliche Fieberattacken oder stärkere Blasenbeschwerden auftreten (Tenesmus).

Die intern verabreichten Medikamente sind sehr verschiedener Art. Die üblichsten sind das Salol, von dem täglich zwei- bis dreimal 0,10 bis 0,25 g verabreicht werden, sowie das Urotropin. Das letzere wird im Körper gespalten, wobei sich Formalin bildet, das auf dem Wege der Blutbahn in die Nieren gelangt und von dort in die harnleitenden Organe ausgeschieden wird, wodurch eine Desinfektion der letzteren möglich wird. Man stellt sich vor, daß es dadurch zu einer direkten Abtötung der Krankheitserreger kommt. Genaue bakteriologische Untersuchungen in dieser Richtung haben jedoch ergeben, daß von einer solchen Bakterizidie keine Rede sein kann, nicht bloß bei den üblichen therapeutischen Dosen, sondern selbst bei Gaben, welche die letzteren weit übersteigen. Unter der Wirkung des Formalins kommt es zwar zu einer zeitweiligen Hemmung im Bakterienwachstum. Sobald jedoch die Bakterien aus dem Formalinharn auf einen geeigneten Nährboden überimpft werden, zeigen sie ein neuerliches ungehindertes Wachstum. Auch ein anderer Umstand ist in therapeutischer Hinsicht zu beachten. Das Formalin wird bereits vier bis sechs Stunden nach der Verabreichung des Urotropins aus den Nieren vollständig ausgeschieden, so daß der Harn nach dieser Zeit frei von Formalin ist, wobei es gleichgültig ist, ob große oder kleine Dosen verabreicht werden. In dem ersteren Falle ist bloß die Formalinmenge eine absolut größere, die Ausscheidungsdauer jedoch dieselbe. Es erscheint deswegen therapeutisch zweckmäßiger, das Urotropin in kürzeren Zeitintervallen, etwa alle vier bis sechs Stunden zu verabreichen. Die Einzeldosis schwankt je nach dem Alter des Kindes zwischen 0,10 bis 0,30. In der Regel werden auch größere Dosen ganz gut vertragen. Ich habe zu Versuchszwecken Tagesmengen bis zu 5 bis 8 g verabreicht, ohne eine schädliche Wirkung, allerdings auch keinen besonderen therapeutischen Erfolg zu sehen. In einem einzigen Falle kam es zu einer Hämaturie, nach welcher die chronische Pyelitis merkwürdigerweise in der kürzesten Zeit vollständig ausheilte. Eine intravenöse Applikation des Urotropins kommt beim Kinde nur selten in Frage.

Wenn man den therapeutischen Erfolg der erwähnten Mittel objektiv betrachtet, so läßt sich der Eindruck nicht von der Hand weisen, daß viele Fälle unter der Medikation so rasch heilen, daß man eher den Eindruck einer Spontanheilung gewinnt, während andere Fälle von Beginn jeder noch so energischen Therapie trotzen. In letzteren Fällen muß die Therapie ihr Augenmerk hauptsächlich auf die Hebung des Allgemeinzustandes lenken und insbesondere die Appetitlosigkeit und Anämie der Kinder bekämpfen, sowie bei septischen Erscheinungen die üblichen Maßregeln ergreifen. Hier werden wiederholte heiße Bäder, Durchschwemmen des Körpers mit reichlicher Flüssigkeitszufuhr, insbesondere mit alkalischen Wässern, sowie später Solbäder, Moorsalzbäder und eine interne Arsentherapie hauptsächlich in Betracht kommen.

2. Die Bakteriurie

Die Bakteriurie kommt im Kindesalter nicht allzu selten vor. Ihre klinischen Erscheinungen sind in der Regel sehr gering. Sie charakterisiert sich durch den trüben Harn, in dessen Sediment jedoch ausschließlich Bakterien (Bacterium coli), dagegen keine morphologischen Elemente gefunden werden. Die Krankheit verläuft meist ohne Fieber, ist mitunter sehr hartnäckig, um endlich vollständig zu verschwinden.

LITERATUR
(Seit dem Jahre 1912 erschienene Publikationen)

Heubner O., Char.-Annal. 1912, Bd. 36.

Krasnogorsky O., Zeitschr. f. Kinderh., Bd. IV.

Benjamin E. und O. Kastner, Münchn. Gesellsch. f. Kinderh. 1912.

Schlayer, Beihefte z. med. Klin., VIII. Jahrg.

Naish, Brit. Journ. of child. 1912.

Pollitzer, D. m. Woch. 1912, Nr. 14 und 33.

Palmer A. Polter, Arch. of Ped. 1912, Bd. 29.

Comolitzky, Zeitschr. f. klin. Med. 1913, Bd. 77.

Heubner O., Jahrb. f. a. Heilk. 1913, Bd. 77.

Hinze und Socin, Beitr. z. Tuberk., Bd. 24.

Stiller, Berl. klin. Woch., Bd. 49.

Czerny, Reichsmedizinalanzeiger, Bd. 28.

Smith, Dis. childr. 1913.

Fränkel, D. med. Woch. 1912.

Jehle, Wien. klin. Woch. 1913.

Hahn, D. med. Woch. 1912, Nr. 16.

Dietl, Wien. klin. Woch. 1913.

Arnold, M. med. Woch. 1913.

Dufour und Müller, Bull. d. l. Soc. de Ped., Paris 1913.

Gasbarrini, Clin. med. ital., Bd. 51.

Goujoux, Annal. de med. et chir. inf. 1913, Bd. 17.

Hanne, Rev. med. 1913, Bd. 45.

Pollini, Rev. de clin. ped. 1913, Bd. 10.

Schiff, Dissert. Heidelberg. 1912.

Werth und Scholden, Rev. med. la Suisse 1912, Bd. 32.

    „   „   „   Schweiz. Rundsch. für Med. 1913, Bd. 13.

Reyher, Monatsschr. f. K. H. 1913, Bd. 12.

Bauer und Habetin, Mitt. d. Ges. f. inn. Med. u. K. H. 1913, Bd. 38.

Wundt, Dissert. Freiburg i. B. 1913.

Jehle, Springers Verl. 1913.

Hozokabe, Arch. f. Lar. u. Rhin. 1913, Bd. 27.

Merklen, Soc. med., Paris 1913.

Roux, Enfance 1913, Bd. 1.

Teissier, Prov. med. 1913, Bd. 26.

Thévenot, Congr. med. 1913, Bd. 44.

Wodnik, Sem. med. 1913, Bd. 33.

Hayachi. Monatsschr. f. K. H. 1913, Bd. 12.
Sturm, M. med. Woch. 1913, Bd. 60.
Castrigne, Bull. med. 1913, Bd. 27.
Widal, Le mouv. med., Bd. 1.
Wendenburg, Arch. f. K. H. Bd. 62.
Steensona, Nederl. Zschr., Bd. 1.
Nirrnheim, Monatsschr. f. K. H. 1914, Bd. 13.
Dufour und Müller, Journ. de med. de Paris 1913, Bd. 33.
Gaisböck, Med. Klin. 1914, Bd. 10.
Hutinel, Ped. Prot. 1913, Bd. 18 und 12.
Teissier, Rev. med. 1913, Bd. 26.
Waterman, Arch. of. Ped. 1914.
Jagic, Wien. klin. Woch. 1914.
Schiff, Wien. klin. Woch. 1914.
Veil, Münchn. med. Woch. 1913.
Boster, Ztschr. f. K. H. 1914, Bd. 11.
Bugge, Norsk. Mag. f. Laegev. 1913, Bd. 74.
Castro, Ztschr. f. K. H. 1914, Bd. 11.
Epstein, Oest. Sanitätswesen 1914, Bd. 26.
Gasbarrini, Clin. med. ital. 1914, Bd. 53.
Langstein und Benfcy, Med. Klin. 1914, Bd. 10.
Schulte und Woltring, Nederl. Ztschr. 1914, Bd. 2.
Fischl und Popper, Ztschr. f. K. H., Bd. 81.
Janowski, Med. Klin. 1914.
Volhard, Med. Klin. 1914.
Magnus und Alsleben, Münchn. med. Woch. 1914.
Corsica, La Pediatr. 1915.
Noeggerath und Zondek, Münchn. med. Woch. 1914.
Rode, Jahrb. f. K. H. 1914, Bd. 79.
Meyer. Münchn. med. Woch. 1916.
Weiss, Münchn. med. Woch. 1916.
Zondck, Ztschr. f. klin. Med., Bd. 12.
Simpson, Edinb. med. Journ., Bd. 26.
Beckmann und Schlayer, Münchn. med. Woch. 1918.
Eppinger, Springer, Berlin 1917.
Schippers und Lange, Jahrb. f. K. H., Bd. 89.
Moor, Brit. med. Journ. 1921.
Mendel, Verh. d. Gesellsch. f. K. H. Jena 1921.
Müller-Deham, Wien. Arch. f. inn. Med. 1921.
Hymanson, New York med. Journ. 1921.
Pollag, Schweiz. med. Woch., Jahrg. 50.
Stierling und Perriotis, D. Zeitschr. f. Chir., Bd. 152.
Umber und Rosenberg, Acta med. scandin., Bd. 53.
Volhard, Ztschr. f. ärztl. Fortb., Jahrg. 17.
Apert-Vallery-Radot, Bull. de la soc. med. de hop. de Paris, Jahrg. 38.
Barach, Am. journ. of the med. sciences, Bd. 159.
Lee, Roger, Med. clin. of North-Amer., Bd. 3.

Neil, Intern. journ. of mag., Bd. 33.
Eppinger, Perles 1921.
Parmanter, Boston med. and surg. journ. 13, 183.
Sonne, Ztschr. f. klin. Med., Bd. 90,
Walles, Proc. of the roy. soc. of med., Bd. 13.
Frey, Erg. d. inn. Med. u. K. H., Bd. 19.
Hill Lewis Webb., Journ. of the am. med. assoc., Bd. 75.
Hutinel, Progr. med., Jahrg. 47.
Schemensky, Med. Klin., Jahrg. 16.
Strauss, Urban & Schwarzenberg, 1920.
Veeder, Am. journ. of dis. of childr., Bd. 19.
Neukirch und Rottmann, Klin. Woch. 1922.

LEXIKON DER ERNÄHRUNGSKUNDE

HERAUSGEGEBEN VON:
PROFESSOR Dr. C. PIRQUET
VORSTAND DER UNIVERSITÄTS-
KINDERKLINIK UND
PRIV. DOZ. Dr. E. MAYERHOFER
ASSISTENT DER UNIVERSITÄTS-
KINDERKLINIK

Die systematische Bekämpfung der Hungersnot in Österreich nach dem Ernährungssystem von Prof. Pirquet führte eine Arbeitsgemeinschaft von Theoretikern und Praktikern zum Zwecke des Ausbaues der Ernährungskunde zusammen. Dieser, durch zahlreiche Fachleute erweiterte Kreis schritt an die Schaffung des Lexikons der Ernährungskunde, das nicht nur für wissenschaftliche Interessenten, sondern für weite Bevölkerungskreise von großer Bedeutung ist. Die Ernährungskunde gelangt wissenschaftlich erschöpfend hinsichtlich der Produktion, der Untersuchung und Kontrolle der Nahrungs- und Genußmittel sowie der physiologischen Chemie der Ernährung zur Darstellung.

DOZENT DR. WILHELM NEUMANN
DIE KLINIK DER BEGINNENDEN
TUBERKULOSE ERWACHSENER

Ein auf 20jähriger Beschäftigung mit der Lungentuberkulose aufgebautes Werk, dessen erster Teil den Gang der Untersuchung bei Verdacht auf beginnende Tuberkulose behandelt, wobei das Hauptaugenmerk auf eine genaue topographische Perkussion der Lungen und auf eine scharfe Untersuchung der Rasselgeräusche gelegt wird, überhaupt auf Methoden, die der praktische Arzt in der Sprechstunde handhaben kann.
Der II. Teil „Der Formenkreis der beginnenden Tuberkulose" nimmt eine Differenzierung der verschiedenen Lungenspitzenkatarrhe vor. Als völlig neu kommt hier die Bedeutung eines vorhandenen oder fehlenden Milztumors hinzu und seine Form bei den verschiedenen Arten der Lungentuberkulose, wonach sich die verschiedenen Aussaaten recht gut auseinanderhalten lassen.

DOZENT DR. MARTIN PAPPENHEIM
DIE LUMBALPUNKTION

Auf eine mehrjährige Erfahrung im Unterrichte des Gegenstandes gestützt, hebt der Verfasser in seiner Darstellung der Lumbalpunktion und der wichtigeren Untersuchungsmethoden des Liquor cerebrospinalis eine Reihe von technischen Einzelheiten hervor, deren ungenügende Berücksichtigung auch Erfahrene zu Fehlergebnissen geführt hat und erörtert eingehend die für das Verständnis bedeutsamen anatomischen und physiologischen Tatsachen. In den Schlußkapiteln werden die diagnostische, prognostische und therapeutische Bedeutung der Lumbalpunktion auf Grund der neuesten Ergebnisse zusammengefaßt.